DR. OLIVIA WARTHA
DR. SUSANNE KOBEI

AF125456

111
Healthy
HABITS

INHALT

HERZLICH WILLKOMMEN! SO NUTZT DU DIESES BUCH

In diesem Buch findest du 111 Ideen für Healthy Habits, die dir mehr Energie, Gesundheit und Zufriedenheit schenken können.

Diese Sammlung von Healthy-Habit-Ideen ist so aufgebaut, dass du zunächst spannendes Hintergrundwissen zu jedem Healthy Habit erhältst. In einem Kasten sowie durch die Symbole kannst du auf einen Blick sehen, welchen Nutzen das Healthy Habit für dich hat bzw. welchen Vorteil es dir bringt. Darunter findest du Hinweise, Tipps und Tricks, wie du das Healthy Habit am besten in deinem Alltag umsetzt und wie du es am einfachsten in dein Leben integrierst, um es zu einer festen Gewohnheit werden zu lassen.

WARUM? WIE? WANN?

Zu jeder Healthy-Habit-Idee erhältst du auf einer Seite kompakt Antworten auf die Fragen: Warum? Wie? und Wann?

Healthy Habits aus sechs Lebensbereichen

Zu Beginn erfährst du, was Healthy Habits genau sind und welche große, positive Wirkung die kleinen, gesunden Gewohnheiten auf dich und dein Leben haben können. Zusätzlich erklären wir dir, was der Unterschied zwischen einem sich noch aufbauenden Healthy Habit und einer festen Gewohnheit ist und wie du es mit den kleinen Healthy Habits schaffen kannst, neue, feste Gewohnheiten zu etablieren.

Dann werden dir 111 Ideen für Healthy Habits detailliert vorgestellt. Aus allen Eckpfeilern der körperlichen und psychischen Gesundheit sind Ideen dabei.

> **GUT ZU WISSEN**
>
> Zahlreiche Studien können zeigen, dass für ein gesundes und glückliches Leben besonders die Bereiche Lebensfreude, Bewegung, Ernährung, Entspannung, Stressreduktion und soziale Kontakte zentral sind.
>
> Deshalb werden im Folgenden 111 Ideen aus eben diesen Bereichen vorgestellt, um so möglichst einfach und effizient positive Veränderungen an der eigenen psychischen und körperlichen Gesundheit und an der eigenen Zufriedenheit vornehmen zu können.

Im letzten Kapitel geben wir dir konkrete Tipps an die Hand, wie du die von dir ausgewählte Idee zu deiner eigenen, festen Gewohnheit machen kannst, wie du dein Healthy Habit so veränderst und anpasst, dass es zu dir passt, und wie du es in deinen ganz individuellen Alltag integrieren kannst. Danach zeigen wir dir Möglichkeiten auf, wie du aus deinem Healthy Habit eine feste Gewohnheit entwickeln und eventuell unliebsame, alte Gewohnheiten damit ersetzen kannst. Für Fortgeschrittene folgen anschließend Ideen für umfangreichere Routinen, um bestimmte Ziele zu erreichen und z. B. eine Entspannungs- oder Zubettgehroutine in den eigenen Alltag einzubauen.

Über das Buch verteilt begleiten „kleine Zwischenstopps" deinen Weg. Hier erwarten dich Selbsttests, Übungen und Denkanstöße. Diese Zwischenstopps erleichtern dir alle anstehenden Schritte, von der Auswahl einer Healthy-Habit-Idee über deren Beibehaltung bis zur gelegentlichen Reflexion, und können bei Bedarf und Gefallen auch wiederholt eingesetzt werden.

Zwei Möglichkeiten, Healthy Habits zu nutzen

1. **Lasse dich inspirieren.** Blättere durch die kommenden Seiten und finde Healthy Habits, die dich ansprechen, zu dir und deinem Alltag passen und bei denen du das Gefühl hast, dir etwas Gutes zu tun, bzw. die dir helfen, ein Ziel zu erreichen.
2. **Suche dir Unterstützung für eine Veränderung bzw. ein bestimmtes Ziel.** Du hast ein ganz konkretes Ziel, das du gerne verwirklichen willst (z. B. weniger Stress, mehr Lebensfreude, gesündere Ernährung) und willst deinen Alltag dahingehend verändern, dass du dieses Ziel erreichst? Dann schaue in den jeweiligen Bereichen, die zu deinem Ziel passen, und suche dir dort ein Healthy Habit heraus, das dir gut gefällt und das du ausprobieren willst.

Wichtig: Bestimme selbst, welche Healthy Habits du gerne ausprobieren möchtest, denn nur, wenn du deinen Alltag, dein Leben veränderst *willst* und nicht das Gefühl hast, es verändern zu *müssen*, wird es auch tatsächlich gelingen.

Selbstverständlich musst du nicht alle 111 Ideen regelmäßig durchführen, um einen glücklichen, gesunden Lebensstil zu führen – probiere dich einfach durch und schaue, welche zu dir passen.

GLÜCKLICH UND GESUND MIT HEALTHY HABITS

Gesunde Ernährung, ausreichend Schlaf, regelmäßige Bewegung, ein gutes Selbstwertgefühl, weniger Stress oder mehr Zeit für das, was uns wirklich wichtig ist: Es gibt die unterschiedlichsten Dinge, die uns guttun und die uns glücklich und gesund machen.

Manche Dinge, die wir tun, machen uns sofort glücklich und stärken unsere (körperliche und mentale) Gesundheit, andere lassen mit ihrem Effekt etwas länger auf sich warten. Vorausgesetzt, wir suchen uns Handlungen bewusst aus, fühlen wir uns danach gut – auch wenn wir nicht sofort eine tatsächliche Verbesserung bemerken. Wir sind stolz auf uns, wenn wir morgens früher aufstehen, um noch eine Runde spazieren oder laufen zu gehen, wenn wir den Nachtisch stehen lassen und dafür zum Obstkorb greifen, wenn wir einen festen Abend in der Woche freihalten, um etwas für uns bzw. mit Freund*innen zu machen. Einfach weil wir wissen, dass es uns guttut.

Und ein solcher gesunder Lebensstil wird belohnt: Leben und handeln wir im Einklang mit unseren eigenen Bedürfnissen und Werten und unserem Selbstbild, macht es uns langfristig glücklich.

So entfalten Healthy Habits ihre Wirkung

Healthy Habits, gesunde Gewohnheiten, können uns dabei helfen, dass wir uns möglichst häufig gut fühlen, stolz auf uns sind und mit uns und unserem Handeln zufrieden sind. Zu Beginn müssen wir diese kleinen Handlungen bewusst wählen und durchführen. Durch das wiederholte Durchführen werden früher oder später automatisierte Abläufe entstehen, mit denen wir uns und unserem Gehirn einiges an Ressourcen, die wir sonst für langes Nachdenken oder Entscheiden aufbringen müssten, sparen. Wenn wir jeden Tag aufs Neue entscheiden müssten, ob wir z. B. wirklich unser Bett machen wollen, würde uns das ziemlich viel Energie kosten.

Damit diese Handlungen bzw. Healthy Habits zu Gewohnheiten werden, die durch ständige Wiederholungen über einen längeren Zeitraum dann vollständig automatisiert ablaufen, müssen sie oft situativ ausgeführt und durch äußere Umstände ausgelöst werden. Das heißt, in bestimmten, immer gleichen Situationen führen wir automatisch eine spezifische Handlung aus. Egal, ob es der automatisierte Griff zur Schokolade oder die morgendliche Laufrunde ist. Alles, was wir in wiederkehrenden Situationen regelmäßig machen, ohne darüber nachzudenken, ist eine Gewohnheit. Und Gewohnheiten beginnen am besten mit ganz kleinen Handlungen, die es uns leichtmachen, sie wiederholt durchzuführen.

Healthy Habits sind bewusst gewählte, aber irgendwann automatisch ablaufende Gewohnheiten, die unser Leben in körperlicher und/oder psychischer Hinsicht gesünder machen. Gesunde Gewohnheiten reichen von Sport über genügend Schlaf bis hin zu regelmäßigem Spaß mit Freund*innen. Die Gewohnheiten können sehr klein sein, wie z. B. ein Glas Wasser zu trinken oder bewusst kleine Bildschirmunterbrechungen in den Arbeitsalltag einzubauen. Oder sie können etwas größer sein, wie z. B. täglich mindestens 10.000 Schritte zu gehen. Healthy Habits müssen zum jeweiligen Menschen passen und deshalb auch individuell ausgewählt werden, denn jeder Mensch hat andere Bedürfnisse, Wünsche und Ziele.

WAS IST EIN HEALTHY HABIT?

Healthy Habits sind kleine, bewusst gewählte Handlungen, die unser Leben in körperlicher und/oder psychischer Hinsicht gesünder machen. Zu Beginn laufen diese Handlungen noch nicht automatisch ab, aber durch regelmäßige Durchführung können sie zu festen Gewohnheiten werden.

Für Healthy Habits ist es nie zu spät

Das Schöne an Healthy Habits ist, dass zwar gilt „je früher, desto besser", die kleinen Veränderungen aber auch im Alter immer noch deutliche gesundheitliche Vorteile bringen können. **Es ist nie zu spät, Healthy Habits in seinen Alltag zu integrieren.** Denn Forscher*innen fanden heraus, dass das Einführen und Beibehalten dieser kleinen gesunden Gewohnheiten jederzeit dazu beitragen kann, länger zu leben.

Viele Studien konnten zeigen, dass ein gesunder Lebensstil einen großen Einfluss auf unsere Lebensdauer und Lebensqualität hat. Gerade ausreichend Bewegung, das Meiden von Alkohol, Tabak und Stress sowie eine gesunde Ernährung und guter Schlaf können das Risiko, früh zu sterben, um 20 bis 45 Prozent senken und uns damit bis zu 24 Jahre mehr Lebenszeit schenken. Aber auch positive soziale Beziehungen verlängern unser Leben um mehrere Jahre und machen es zugleich lebenswerter. In einer Studie verschaffte das regelmäßige Durchführen nur eines der oben genannten Healthy Habits im Alter von 40 Jahren viereinhalb zusätzliche Lebensjahre; bei zwei Healthy Habits waren es schon sieben weitere Jahre.

Deshalb ist es so wichtig, dass wir uns ganz bewusst für kleine Healthy Habits, die wir in unseren Alltag integrieren wollen, entscheiden und diese dann regelmäßig umsetzen, um sie zu festen Gewohnheiten werden zu lassen.

Gewohnheiten bestimmen unseren Alltag

Wir stehen an Wochentagen meist um dieselbe Uhrzeit auf, putzen uns mit demselben Ablauf an kleinen Bewegungen die Zähne, ziehen uns auf dieselbe Art und Weise an, wie wir es jeden Morgen machen: erst die Socken, dann die Hose oder eben andersherum. Der Mensch ist ein Gewohnheitstier. Ein großer Teil unseres Lebens – 30 bis 50 Prozent unseres täglichen Verhaltens – besteht aus Gewohnheiten.

WAS IST EINE GEWOHNHEIT?

Eine Gewohnheit ist eine Verhaltensweise, über die wir nicht mehr nachdenken müssen, die wir automatisch, regelmäßig und immer in einer sehr ähnlichen Weise ausführen.

Gewohnheiten können täglich oder sogar mehrmals täglich stattfinden, wie das schon erwähnte Zähneputzen. Manche finden aber auch in unregelmäßigeren Abständen, wöchentlich oder monatlich statt, wie im Supermarkt einkaufen gehen, Sport treiben oder Marmorkuchen backen. Auch wenn wir nicht jeden Tag einkaufen gehen, wird es doch fast immer derselbe Laden sein, in dem wir in sehr ähnlicher Weise durch die Regale gehen. Es wird immer derselbe Sport mit derselben Mannschaft oder im selben Verein sein, zu dem wir auf demselben Weg, den wir schon immer dorthin genommen haben, gelangen. Auch das Rezept für den Marmorkuchen kreieren wir nicht jedes Mal neu.

Wir behalten unsere Verhaltensweisen in vielen Bereichen unseres Lebens automatisch bei. Gewohnheiten vereinfachen so unser Leben, sie erleichtern uns alltägliche Abläufe, da wir nicht bewusst über jede einzelne Handlung nachdenken müssen. Sie sind wie ein Autopilot, durch den wir freie Energie und Gehirnkapazität, die wir dann für andere Dinge zur Verfügung haben, geschenkt bekommen.

Gute, aber auch schlechte Gewohnheiten speichern sich fest in unserem Gehirn ab. Dass Gewohnheiten so stabil und verlässlich sind, ist gut, wenn es sich um Gewohnheiten handelt, die unterstützend für unsere Gesundheit und unser psychisches Wohlbefinden sind. Wenn wir aber neue Gewohnheiten aufbauen oder schlechte Gewohnheiten ersetzen wollen, dann benötigen wir zu Beginn viel Motivation und zum langfristigen Durchhalten eine hohe Willenskraft, da sich sonst ungewollte Gewohnheiten sehr schnell wieder einschleichen.

Von dem Vorsatz, statt Schokolade lieber einen Apfel als Zwischensnack zu essen oder lieber 30 Minuten am Tag spazieren zu gehen, als noch eine Folge der Lieblingsserie auf dem Sofa zu schauen, ist es bis zur festen Gewohnheit ein langer, steiniger Weg. Das wissen alle, die schon einmal versucht haben, einen Neujahrsvorsatz umzusetzen. Dieser neue, steinige Weg muss oft gegangen werden, bis er ausgetrampelt, bekannt und angenehm zu gehen ist. Hierfür brauchen wir Durchhaltevermögen und Strategien, die uns dabei unterstützen, nicht einfach wieder altbekannte Pfade einzuschlagen, sondern den neuen, bewusst gewählten Weg immer mehr einzulaufen.

Im Gehirn bilden sich bei jeder neuen, wiederholten Handlung neue neuronale Verschaltungen, die umso fester und stabiler werden, je öfter das neue Verhalten durchgeführt wird. Im Gehirn bilden sich also tatsächlich neue Wege, neue neuronale Vernetzungen. Ein fester, oft gegangener neuronaler Weg wird zu einer neuen Gewohnheit. Und wenn Handlungen mal zu Gewohnheiten geworden sind, haben wir eine neue beste Freundin, die verlässlich immer für uns da ist.

Gewohnheiten können unser Leben verbessern

Gewohnheiten, die zu unserem individuellen Leben passen, die gut für uns und unsere körperliche und psychische Gesundheit sind, können, fast wie nebenbei, sogar noch mehr für uns tun. Sie können uns Halt und Sicherheit geben, Energie spenden bzw. Anstrengung ersparen, sie helfen uns, gesund zu bleiben, sie stärken unser Selbstbewusstsein, schaffen Identität und sind maßgeblich daran beteiligt, dass wir an Dingen, Zielen und Vorhaben dranbleiben.

Gewohnheiten geben uns Energie und sparen Kraft

Dadurch, dass Gewohnheiten unserem Tag bzw. unserem Leben ein gewisses Gerüst geben und automatische Reaktionen auf bestimmte Situationen festlegen, sparen wir durch sie Zeit und Anstrengung. Durch Gewohnheiten, auf die wir uns verlassen können, hat unser Gehirn, das immer damit beschäftigt ist, alles zu bewerten, vorherzusehen und zu reagieren, etwas (mehr) „Freizeit" bzw. freie Energie und Ressourcen für andere Arbeiten. Wir sparen durch Gewohnheiten sozusagen Energie ein, die wir bzw. unser Gehirn dann an anderer Stelle zur Verfügung haben.

Gewohnheiten können uns helfen, gesund zu bleiben

Gewohnheiten, die uns guttun und positiv auf unsere Gesundheit wirken, können ohne, dass es uns große Mühe kostet, positiv auf unser Immunsystem wirken und es stärken. Sie können uns fit halten, unser Leben verbessern und es sogar verlängern (z. B. verlängern schon 30 Minuten tägliches Spazierengehen die Lebenserwartung deutlich). Sie können unsere Stimmung heben und uns glücklich(er) machen. Bewegung, ausgewogene Ernährung und ausreichend Schlaf sorgen für eine gesteigerte Produktion von Endorphinen (die sogenannten „Glückshormone"), was eine glücklichere und zufriedenere Grundstimmung zur Folge hat.

Gewohnheiten schenken uns Selbstsicherheit und Selbstvertrauen

Durch die schon erwähnte Sicherheit, die Gewohnheiten uns geben, können gesunde, positiv auf uns wirkende Gewohnheiten unser Selbstvertrauen und unsere Selbstsicherheit stärken. Denn es fühlt sich gut an, eine psychisch oder körperlich gesunde Verhaltensweise durchzuhalten und seinem Ziel näherzukommen bzw. es zu erreichen. Wenn wir eine neue Gewohnheit beginnen und sie dann auch tatsächlich durchhalten, stärkt das unser Selbstvertrauen und hebt unsere Stimmung.

Gewohnheiten geben uns Halt und Stabilität

Gewohnheiten strukturieren unseren Alltag: Sie vermitteln uns – ganz unbewusst – ein Gefühl von Sicherheit und Stabilität. Manche Gewohnheiten haben wir seit unserer Kindheit. Die meisten haben wir seitdem etwas angepasst und verändert, aber Gewohnheiten wie Zähneputzen, ein warmes Mittagessen usw. bestehen gefühlt schon immer. Das vermittelt uns Halt und Sicherheit. Vieles wird dadurch vorhersehbar(er) und leichter, wie ein roter Faden, der uns durch den Tag, die Woche, das Jahr leitet.

Gewohnheiten prägen unsere Identität

Was wir machen, zeigt uns und anderen aber auch, wer wir sind. Gewohnheiten prägen unsere Identität. Was uns wichtig ist, verankern wir in unserem Leben. Wenn es uns z. B. wichtig ist, ein harmonisches Miteinander zu leben, so wird es zu unserer Gewohnheit werden, freundlich zu unseren Mitmenschen zu sein. Wenn wir freundlich zu anderen sind, zeigen wir nach außen ein mitfühlendes, nettes, aufgeschlossenes Verhalten. Wir wirken freundlich auf andere, weil wir es durch viele kleine Gewohnheiten tatsächlich auch sind, z. B. lächeln wir andere an, grüßen freundlich, sprechen aufmunternd mit anderen usw. Denk- und Verhaltensweisen definieren uns Menschen. Der Sportler verbringt viel Zeit im Fitnessstudio, die Vegetarierin isst kein Fleisch, der Maler zeichnet und malt usw. Gewohnheiten erschaffen und verdeutlichen Persönlichkeitsmerkmale und prägen Identitäten.

Gewohnheiten helfen uns dabei, dranzubleiben

Gewohnheiten sorgen dafür, dass wir ein Verhalten wiederholen, um an einer Sache „dranzubleiben". Am Anfang braucht es hierfür Willenskraft, Absicht und Durchhaltevermögen. Sobald sich eine Gewohnheit aber etabliert hat, machen wir kleine oder größere Verhaltensweisen ganz automatisch. Wir bleiben dadurch der Sache oder einem Vorhaben treu, ohne uns immer wieder neu bewusst dafür entscheiden zu müssen. Das vereinfacht unser Leben und hilft uns, konstant in eine bestimmte Richtung zu gehen.

DIE ZWEI SEITEN VON GEWOHNHEITEN

Leider haben wir Menschen aber nicht nur gute Gewohnheiten, sondern auch viele nicht ganz so gute. Manche davon unterstützen ein ungesundes Verhalten, manche dämpfen unsere Stimmung, unser Selbstwertgefühl oder unsere Selbstsicherheit, und einige sind regelrecht schädlich für uns. Aber irgendwann haben sich diese kleinen Verhaltensweisen in unser Leben eingeschlichen, und aus verschiedensten Gründen wurden sie zu festen Gewohnheiten.

So haben wir uns zum Beispiel angewöhnt, ziellos durch das Internet zu surfen, aus ein paar Minuten wird schnell eine halbe Stunde und aus einer halben Stunde am Tag werden oft mehrmals täglich längere Surfsessions. Die wiederum führen dazu, dass wir uns weniger bewegen und weniger Zeit für „echte" Sozialkontakte haben.

Gewohnheiten müssen aber nicht immer tatsächliche Handlungen sein, es können auch Gedanken sein. So vergleichen wir uns oft mit anderen oder folgen gedanklichen Grübelspiralen. Gedanken wie „Ich kann das nicht" oder „Ich bin einfach nicht gut genug" können auch zu Gewohnheiten werden, die nicht gut für uns sind.

Manche Gewohnheiten haben eigentlich einen sehr unterstützenswerten Kerngedanken, sind aber auf die Dauer nicht gut für uns. Wenn wir z. B. versuchen, alle E-Mails, Anfragen und Bitten von Arbeit, Familie und Freund*innen sofort zu beantworten, haben wir irgendwann keine wirklichen Ruhezeiten, keinen Feierabend und keine tatsächliche Freizeit mehr. Immer kreisen die Gedanken um Themen wie „Was verpasse ich gerade?" oder „Was muss ich noch machen, erledigen, organisieren oder planen?". Das tut uns langfristig gesehen nicht gut und belastet unsere Psyche.

Mit kleinen Schritten zur großen Veränderung

Mit Healthy Habits können wir die positive Kraft von Gewohnheiten gezielt nutzen. Healthy Habits müssen zwar am Anfang noch keine festen Gewohnheiten sein, können aber relativ einfach zu solchen werden. Sie sind sozusagen kleine Gewohnheiten, die wir uns wünschen, jedoch (meistens) noch nicht besitzen. Durch die regelmäßige Wiederholung können wir eine neue Gewohnheit dann etablieren und möglicherweise gleichzeitig sogar noch eine schlechte Gewohnheit loswerden bzw. ersetzen.

Durch die Wiederholung einer kleinen Tätigkeit beginnt sich etwas in uns zu verändern. Mit Healthy Habits können wir unserem Tag und damit unserem Leben eine Struktur bzw. eine Richtung geben. Mit ihnen können wir das, was wir erreichen wollen, erst „nur" in unseren Tag und dadurch – wenn wir die Healthy Habits regelmäßig wiederholen – in unser ganzes Leben integrieren. Bei kleinen Healthy Habits sind demnach keine großen Veränderungen unseres Alltags nötig und wir können trotzdem eine Verbesserung bzw. ein Ziel erreichen. Alles, was benötigt wird, ist Kontinuität bzw. regelmäßige Wiederholung.

Kleiner Aufwand mit großer Wirkung

Das ideale Healthy Habit sollte so klein sein, dass es wenig Zeit, kaum Anstrengung, geringe oder keine Vorbereitung und so gut wie nie Kosten beansprucht bzw. verursacht. So dauert ein Healthy Habit in der Regel nicht lange, ist für jede*n relativ einfach in sein oder ihr Leben zu integrieren, ohne dass hierfür große Planung oder Anschaffungen nötig sind. Doch bei regelmäßiger Durchführung hat es trotz seines kleinen Aufwands eine große Wirkung. Meistens kann diese Wirkung nicht von heute auf morgen bemerkt, gespürt oder erlebt werden – hierfür braucht es eine regelmäßige Wiederholung, erst dann entfaltet das Healthy Habit nach und nach seine ganze Wirkung und kann große Veränderungen bzw. Verbesserungen mit sich bringen.

So kann es die Sterblichkeit um 20 Prozent reduzieren, 15 Minuten früher ins Bett zu gehen. Es ist aber auch sehr gesund, täglich 250 Gramm Obst und Gemüse zu essen (z. B. eine große Birne und einen kleinen Salat), da es nachweislich das Risiko, einen Herzinfarkt zu erleiden, um ca. 60 Prozent senkt. Ein 20-minütiger Spaziergang genügt, um den eigenen Energielevel, die Stimmung und das Wohlbefinden deutlich zu steigern. Ebenso verbessert z. B. ein Lächeln nach dem Aufwachen schon nach nur wenigen Sekunden unsere tatsächliche Stimmung, und ein regelmäßiger Blick aus dem Fenster oder das bewusste Wahrnehmen von Stille steigert die eigene Kreativität und Konzentration und hilft gegen Stress.

Willenskraft ist der Schlüssel

Healthy Habits können demnach eine einfache Methode bzw. ein einfacher Weg sein, eine neue, erwünschte Gewohnheit und ihre positiven Folgen in unser Leben zu integrieren. Es sind täglich nur ein paar kleine Schritte, die uns langfristig zu einem großen Ziel bzw. zu einer tatsächlichen Verbesserung unseres Lebens bringen. Da wir an großen Veränderungen bzw. großen Schritten oft scheitern, weil sie so schwer durchzuhalten sind, sind kleine Healthy Habits, die einfach in unseren bisherigen Alltag zu integrieren sind und doch kontinuierlich in Richtung Veränderung gehen, genau das Richtige.

Grund dafür ist unsere Willenskraft. Für Veränderung und insbesondere für Veränderungen von Gewohnheiten brauchen wir viel Willenskraft. Die Gewohnheit an sich – wenn sie denn mal eine ist – braucht gar keine Willenskraft, wir machen das ganz ohne nachzudenken. Daher kostet uns das Einführen einer neuen Gewohnheit Willenskraft.

Würden wir jetzt versuchen, viele Gewohnheiten auf einmal zu ändern, würde unsere Willenskraft sehr schnell müde werden und wir gnadenlos an unserem Vorhaben scheitern. Aber: **Willenskraft kann trainiert werden. Je öfter du sie trainierst, desto stärker wird sie.** Dazu ist es wichtig, sich auf nur *ein* Verhalten zu konzentrieren. Erstens brauchen wir dafür nicht so viel Willenskraft und halten besser durch, und zweitens konnten Studien zeigen, dass sich bei einer einzigen kleinen Veränderung so etwas wie ein Dominoeffekt einstellt. Das Etablieren einer Gewohnheit im Alltag führte in Studien automatisch dazu, dass auch andere Verhaltensweisen, die Willenskraft benötigen, verbessert wurden. Die Proband*innen wurden pünktlicher, konnten sich besser konzentrieren und aßen und tranken gesünder.

WAS IST WILLENSKRAFT?

Willenskraft ist die Fähigkeit, deine Vorhaben und Wünsche in die Tat umzusetzen. Du benötigst Willenskraft, um Ablenkungen, Unlust oder andere Hindernisse auf dem Weg zu deinem Ziel zu überwinden.

Das heißt aber natürlich nicht, dass Healthy Habits die Wunderwaffe gegen alle uns unliebsamen Verhalten und Angewohnheiten sind. Sie können helfen, Stress zu mindern bzw. gar nicht erst aufkommen zu lassen, was aber kein Versprechen dafür ist, dass du, nur weil du Healthy Habits in deinen Alltag einbaust, nie wieder Stress haben wirst. Vielleicht kommt es dir sogar gerade in hektischen und anstrengenden Situationen stressig vor, das Healthy Habit durchzuführen, bzw. zu Beginn daran zu denken.

Ebenso können dir Healthy Habits zu mehr Energie verhelfen, sei es durch eine gesunde Ernährung oder vielleicht durch eine Entspannungsroutine. Dennoch kann es dich gerade am Anfang mehr Energie kosten, als du an dem ein oder anderen Tag hast, dich z. B.

an die neuen Ernährungshabits zu halten, die du dir vorgenommen hast. Dann gilt: durchatmen, sich verzeihen und durchhalten. Sehr wahrscheinlich klappt es schon morgen besser, vielleicht fehlte heute etwas Schlaf, was unsere Willenskraft schwächt, oder vielleicht war einfach viel los. Daher besinne dich: Jeden Tag ein kleiner Schritt ist auch ein Erfolg und bringt dich in die richtige Richtung.

Welche Ziele, Veränderungen oder Verbesserungen du anstrebst, liegt ganz bei dir. Ob du alte, unerwünschte Gewohnheiten loswerden oder ersetzen willst; ob du dir mehr Energie im Alltag wünschst oder ob du dir einfach etwas Gutes tun willst. Dieses Buch hilft dir, das zu dir und deinen Wünschen passende Healthy Habit auszuwählen, einzuführen und beizubehalten.

So nutzt du Healthy Habits, um dein Leben zu verändern

Healthy Habits erleichtern Verhaltensänderungen

Verhaltensänderung ist fast immer eine größere und kompliziertere Angelegenheit. Dass es nicht einfach ist, sein Verhalten bzw. festgefahrene Gewohnheiten zu verändern, weiß fast jede*r von uns aus eigener Erfahrung – spätestens, wenn wir versuchen, ambitionierte Neujahrsvorsätze umzusetzen. Es gibt mehrere Modelle und Theorien, wie Verhaltensänderung funktioniert und von welchen Faktoren sie abhängt.

Das sogenannte Transtheoretische Modell, wahrscheinlich das gängigste Modell der Verhaltensänderung, sieht verschiedene Stufen vor, die durchlaufen werden müssen:

- Zuerst haben wir noch gar keine Absicht, unser Verhalten zu ändern. („Warum soll ich etwas ändern? Mir geht es doch gut so.")
- In Stufe zwei erkennen wir, dass wir gerne etwas ändern würden, bzw. was wir gerne ändern würden („Ich würde gerne fitter werden, vielleicht sollte ich öfter laufen gehen."), bevor wir dann mit

der Vorbereitung für das neue Verhalten beginnen (z. B. Sportschuhe kaufen).

- Erst danach beginnen wir wirklich mit unserem neuen Verhalten
  (z. B. dreimal in der Woche laufen zu gehen).
- Die letzte Stufe ist die schwierigste: die Aufrechterhaltung des
  neuen Verhaltens (also weiterhin jede Woche regelmäßig laufen
  zu gehen).

Erst, wenn wir die letzte Stufe gemeistert haben, haben wir ein neues,
stabiles Verhalten und nicht nur eine weitere Tätigkeit, die wir zunächst ab und zu mal machen und bald wieder ablegen werden.

Verhaltensänderung ist also eine relativ große Sache, die längerfristig angegangen werden muss. Dennoch können Healthy Habits
diese doch recht umständliche Verhaltensänderung deutlich kleiner
und einfacher machen. Es ist leichter, nur eine kleine, selbstgewählte
Veränderung in unseren Alltag bzw. unser Leben einzubauen, deren
positive Auswirkungen, Folgen bzw. Vorteile wir herbeisehnen.

Wir haben also die Möglichkeit, uns immer wieder einmal etwas
Gutes zu tun (z. B. uns mit Freund*innen zu treffen, ein gesundes
neues Gericht zu kochen oder eine Entspannungsübung vor dem Einschlafen durchzuführen), oder aber dieses „Gute" zu einem Healthy
Habit werden zu lassen, indem wir es wirklich regelmäßig durchführen. Beide Möglichkeiten haben ihre Reize. Für beide Optionen bietet dieses Buch Ideen, Anreize, Motivation und Anleitung.

So findest du Healthy Habits, die zu dir passen

Nicht jede kleine Tätigkeit oder Handlung ist automatisch ein
Healthy Habit, und nicht jedes Habit passt zu dir und deinem Leben.
Denn Healthy Habits, die zu dir passen, müssen einige besondere Ei-
genschaften aufweisen. Zum Beispiel verbessern sie etwas in deinem
Leben, wie einen Zustand, eine Situation, deinen Alltag, deine Stim-
mung oder deine Gesundheit. Zudem wirken sie attraktiv auf dich,

sie sprechen dich an, sie sind einfach und überschaubar und leicht in deinen Alltag zu integrieren. Das heißt, jede*r hat seine eigenen Healthy Habits und jede*r hat seinen oder ihren eigenen Weg, sie zu finden und in den Alltag einzubauen.

Healthy Habits müssen dein Leben verbessern

Ein wichtiges Merkmal eines Healthy Habits, das zu dir passt, ist, dass es dir eine Verbesserung bringt. Es gibt viele Möglichkeiten, wie ein Healthy Habit dein Leben verbessern kann. Es kann unterstützend auf deine Gesundheit wirken, es kann dich entspannter und ruhiger machen oder zufriedener und ausgeglichener. Es kann dir mehr Energie schenken, es kann dir helfen, dich besser zu konzentrieren und produktiver zu sein oder dir mehr freie Zeit für dich zu schaffen. Es gibt Healthy Habits, die mehrere dieser Dinge gleichzeitig erreichen können, es gibt aber auch Healthy Habits, die „nur" einen oder ein paar dieser Aspekte realisieren können.

Es gibt Healthy Habits, die dein Leben direkt verbessern können, da sie eine neue Handlung in dein Leben integrieren, auf die du dich freust, weil sie dir direkt guttut, weil sie deinen Alltag bereichert oder entspannt. So kannst du direkt Glücksmomente sammeln, da du dir etwas Zeit und Aufmerksamkeit gönnst und damit deine Lebensqualität steigerst – z. B. erkennen, wann du eine Pause brauchst, und sie dann nehmen (**s. Idee 106**) oder regelmäßig lüften (**s. Idee 97**). Bei anderen Habits dauert es etwas länger, bist du Verbesserungen in deinem Leben wahrnehmen kannst, einfach, weil sie ihre Wirkung erst mit der Zeit entfalten können. Zum Beispiel werden sich die gesundheitlichen Effekte von häufiger mit Öl statt mit Fett zu kochen (**s. Idee 50**) oder täglich 7.500 Schritte zu gehen (**s. Idee 33**) erst nach einigen Wochen oder Monaten bemerkbar machen.

Bei der Auswahl eines Healthy Habits kommt es darauf an, was du in deinem Leben verbessern bzw. verändern willst. **Du kannst frei wählen, denn was dein Leben verbessert, kannst nur du wissen bzw. herausfinden.** Vielleicht möchtest du etwas für deine Gesundheit tun und wählst dafür ein Healthy Habit, bei dem du dich weniger auf das Durchführen an sich, als auf die längerfristige Wirkung freust. Oder du willst etwas, auf das du dich in deinem Alltag freuen kannst, in dein Leben integrieren, und wählst deshalb ein Healthy Habit, das dir direkt ein positives Gefühl vermittelt. Du hast die Wahl.

Neben den inhaltlichen Aspekten liefern Healthy Habits eine Struktur, und allein das kann für viele von uns schon eine Verbesserung des Alltags darstellen. Gewohnheiten geben uns einen bestimmten Ablauf oder eine bestimmte Reihenfolge vor, sodass wir weniger Entscheidungen treffen und Überlegungen und Planungen anstellen müssen. Früher oder später laufen einige Bereiche dadurch automatisiert(er) ab, was uns und unser Gehirn entlastet. So haben wir das Gefühl, mehr Kontrolle über unseren Alltag zu haben.

Healthy Habits schenken uns durch ihre Struktur einen Rahmen und wirken so richtungsweisend. Dadurch geben sie uns in anderen Bereichen automatisch mehr Freiheit, da wir uns weniger Gedanken über bestimmte Abläufe, Folgen und Ziele machen müssen und diese Zeit und Energie für andere Dinge einsetzen können.

Healthy Habits müssen dich ansprechen

Nur Healthy Habits, die dich ansprechen, sind die richtigen für dich. Ob sie dich nun wegen der angenehmen Durchführung an sich ansprechen oder wegen des Nutzens, den sie dir längerfristig liefern, ist egal. Aber irgendetwas an dem Healthy Habit muss attraktiv für dich sein, nur dann wird es früher oder später ein fester Teil deines Alltags werden. Du solltest nichts machen, nur weil es andere machen, oder weil es dir (von außen) aufgedrückt wird. Orientiere dich bei dem „Erfolg" deines Healthy Habits auch nur an dir selbst. Wie ging es dir vor dem Healthy Habit, wie geht es dir währenddessen bzw. nach einiger Zeit? Was hat sich verändert oder verbessert?

Es ist wichtig, dass du Lust auf dein neues Healthy Habit hast. Intrinsische Motivation, also die Motivation von innen, ist durch keinen äußeren Anreiz zu übertreffen. So soll es für dich keine Pflicht oder gar Last sein, dein Healthy Habit in dein Leben zu integrieren, sondern etwas Entlastendes und Wohltuendes.

FINDE EIN HEALTHY HABIT, DAS DICH ANSPRICHT

Frage dich ehrlich:
- Was macht dich glücklich?
- Was ist dir wichtig?
- Was willst du erreichen, verbessern oder verändern?
- Was ist hierfür der richtige Weg?
- Was tut dir gut?
- Wie kannst du das Beste aus dir und deinem Alltag machen?

Healthy Habits müssen einfach und überschaubar sein

Healthy Habits sollten klein, einfach und überschaubar sein. Es geht hier nicht darum, viel Zeit zu investieren, groß zu planen und zu organisieren, damit sie in dein Leben passen, oder umständliche neue Kenntnisse zu erwerben. Sondern es geht darum, unkompliziert etwas neues Kleines in dein Leben, in deinen Alltag zu integrieren, was dennoch eine große Wirkung auf dich bzw. deinen Alltag hat.

Jede*r von uns hat sich schon einmal voller Begeisterung etwas für seine Zukunft vorgenommen, z. B. täglich Sport zu treiben oder sich ab heute gesund zu ernähren. Beide Vorhaben sind jedoch sehr groß, relativ unspezifisch und haben einen recht weiten Einfluss auf die bisherige Alltagsgestaltung. Meistens halten wir sie eine Weile durch, und dann kehren wir – mit mehr oder weniger schlechtem Gewissen – wieder zu unseren bisherigen, altbekannten Gewohnheiten zurück.

Healthy Habits hingegen sind meist recht klein, einfach umzusetzen und verändern nicht viel vom sonstigen Alltag. So können wir sie einfacher einführen und auch beibehalten. Denn wenn wir sie eine Zeit lang regelmäßig durchgeführt haben, sind sie ein Teil von uns und nicht mehr wegzudenken.

Healthy Habits müssen in dein Leben integrierbar sein

Healthy Habits müssen in dein bisheriges Leben passen. Wie gerade beschrieben, dürfen sie nicht zu groß, umständlich, kompliziert usw. sein, sondern müssen direkt in unser aktuell bestehendes Leben integriert werden können. Nur dann werden wir sie längerfristig umsetzen. Jede*r hat seinen oder ihren ganz eigenen Alltag, bestimmt von äußeren Faktoren wie Beruf, Partnerschaft, Wohnort, Freundschaften usw. Aber auch innere Faktoren wie Interessen, Wünsche oder Ziele bestimmen, wie wir unsere Zeit verbringen. Healthy Habits müssen direkt in dein jetziges Leben passen und genau die Verbesserung bzw. Veränderung bringen, nach der du auf der Suche bist.

Eine gute Möglichkeit kann sein, neue Healthy Habits an bestehende Gewohnheiten zu koppeln, z.B. immer, wenn ich etwas Bestimmtes mache, führe ich vorher oder nachher noch das neue Healthy Habit durch. So werden gerade neue Healthy Habits sehr einfach in den bestehenden Alltag integriert.

Wenn du dich jeden Morgen nach dem Aufstehen dehnst und abends, nachdem du im Bad warst, dein Handy ausmachst, damit du in Ruhe und ohne Bildschirmmedien ein- und durchschlafen kannst, ist es deutlich einfacher, daran zu denken. Wichtig ist nämlich, dass wir uns selbst regelmäßig an unser neues Healthy Habit erinnern und dass wir durch die Umsetzung nicht zusätzlichen Stress haben.

Healthy Habits müssen flexibel sein

Healthy Habits müssen sich deinem Leben, deinem Alltag, deiner aktuellen Situation anpassen, um früher oder später zu festen Gewohnheiten zu werden. Sie müssen flexibel sein, sich biegen und formen lassen und sich an deine momentanen Umstände anpassen. Denn nur flexible Healthy Habits brechen nicht und können so auch in stressigen Zeiten ein Teil deines Lebens bleiben.

Wenn du zu starr und perfektionistisch versuchst, ein bestimmtes Healthy Habit in genau der Weise, von der du denkst, sie sei sinnvoll, umzusetzen, aber nicht die äußeren Umstände (deine Energie an dem Tag, unvorhergesehene Termine, Motivationslevel etc.) berücksichtigst, wird das regelmäßige Durchführen wahrscheinlich scheitern.

Jedes Healthy Habit braucht daher etwas Feinschliff, darf und muss sich weiterentwickeln – genau wie du und auch dein Alltag sich immer wieder durch innere und äußere Umstände verändern und weiterentwickeln. Sieh daher die Healthy Habits nicht als starre, spröde Vorgaben, die fest und unbeweglich einen Platz in deinem Alltag finden sollen, sondern bewege dich mit ihnen, biege sie so hin, dass sie für dich und vor allem für viele Gelegenheiten passen. Denn nur so wirst du sie schätzen und auf Dauer durchführen (wollen) und so eine neue Gewohnheit für dich und deine Gesundheit nutzen können.

Kleiner Zwischenstopp:
Welcher Gewohnheitstyp bist du?

Ziel:

Finde heraus, welcher Gewohnheitstyp du bist, welche Gewohnheiten und Healthy Habits dir guttun, welchen Grad an Struktur dein Alltag braucht und wie du dieses Buch am besten für dich nutzt.

Aufgabe:

Beantworte die Fragen so, wie es sich für dich gerade stimmig anfühlt. Schreibe dir auf, wie oft du A, B oder C wählst.

1. Ich habe einige Freund*innen zum Essen eingeladen.

A   Ich werde spontan entscheiden, auf welches Essen ich an dem Tag Lust habe.

B   Ich plane Tage im Voraus, was ich ihnen zum Essen servieren werde.

C   Ich werde wahrscheinlich wieder in Stress geraten und nachher einfach etwas zum Essen bestellen.

2. Beim Arbeiten kommt völlig unerwartet eine relativ große und komplizierte Arbeitsaufgabe auf mich zu, die schnellstmöglich erledigt werden muss.

A   Ich freue mich über die unerwartete Abwechslung und nehme die Herausforderung gerne an.

B   Ich mache sofort eine Liste und priorisiere meine anstehenden Aufgaben, sodass ich möglichst effizient und schnell alles erledigen kann.

C   Ich stöhne innerlich, weil ich weiß, dass heute wieder Überstunden anstehen.

3. Wenn mein Tag anders abläuft als erwartet, dann

A ... macht es mir Spaß, darüber denke ich nicht weiter nach.

B ... wirft mich das meist nicht wirklich aus der Bahn, weil ich Strategien habe, damit zurechtzukommen.

C ... stresst mich das und ich bekomme deshalb wenig erledigt.

4. Im Augenblick bin ich beruflich und privat zufrieden.

A Ja, eigentlich läuft gerade alles recht gut.

B Nicht ganz, aber ich bin schon dabei, einige Veränderungen anzugehen.

C Nein, ich würde gerne etwas verändern und einige schlechte Angewohnheiten loswerden.

5. Meine typische Urlaubsplanung sieht so aus:

A Ich plane nicht wirklich, sondern fahre spontan los.

B Ich freue mich schon vor und habe meinen Urlaub schon vor Längerem gebucht.

C Ach, ich habe mich mal wieder breitschlagen lassen, dasselbe Urlaubsziel wie die letzten Sommer zu besuchen, wirklich froh bin ich damit aber nicht.

6. Wenn ich die richtige Entscheidung treffen will, dann ...

A ... treffe ich sie aus dem Bauch heraus.

B ... informiere ich mich ausführlich und wäge ab.

C ... orientiere ich mich an früheren, ähnlichen Situationen und Entscheidungen.

Auswertung

Der Buchstabe, den du am häufigsten notiert hast, sagt dir, welcher Typ du am ehesten bist und wie du dieses Buch am besten nutzt.

Typ A „Genießer*in": Du bist der spontane, genussvolle Typ. Du versuchst, darauf zu achten, das zu tun, was dir guttut. Das klappt vielleicht noch nicht immer, aber du hast immer dein Wohl im Blick.

Empfehlung: Blättere durch die 111 Habit-Ideen und schau, welche Healthy Habits dich ansprechen bzw. worauf du spontan Lust hast. Vielleicht gibt es auch ein, zwei langfristige Ziele, die du angehen möchtest? Dann kannst du auch im Hinblick darauf deine neuen Healthy Habits auswählen, die Symbole können dir dabei helfen.

Typ B „Planer*in": Du planst gerne im Voraus und nimmst Ziele langfristig in Angriff. Wer aber immer nur in die Ferne blickt, vernachlässigt manchmal das Hier und Jetzt und gönnt sich zu wenig im Augenblick.

Empfehlung: Alle 111 Habit-Ideen decken sowohl kurz- als auch langfristige Ziele ab. Orientiere dich bei der Auswahl deiner Healthy Habits an den langfristigen Veränderungen, die jeweils mit aufgeführt sind. Selbstverständlich kannst du dich aber auch von den Healthy Habits an sich inspirieren lassen, vielleicht sind ja welche dabei, die dich direkt ansprechen und dir auch kurzfristig guttun.

Typ C „Gewohnheitstier": Du bist ein Gewohnheitstier. Aber du scheinst auch ein paar alte Angewohnheiten im Gepäck zu haben, die du gerne durch andere, z. B. gesündere oder entspannendere eintauschen würdest.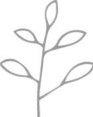

Empfehlung: Sieh dir die 111 Habit-Ideen an: Welches Healthy Habit könntest du mit einer unliebsamen Angewohnheit von dir ersetzen? Was hättest du gerne als neue Gewohnheit? Es ist nicht ganz einfach, alte Gewohnheiten loszuwerden, aber sie zu ersetzen funktioniert meist deutlich einfacher. Selbstverständlich kannst du auch weitere Healthy Habits in dein Leben integrieren, ohne dafür etwas anderes aufzugeben – schaue doch mal, worauf du Lust hast.

111 IDEEN
FÜR MEHR GLÜCK UND GESUNDHEIT

Hier findest du Ideen für Healthy Habits aus folgenden Bereichen:

Diese Symbole helfen dir bei der Orientierung

Die Symbole verdeutlichen dir, welche Aspekte das Healthy Habit unterstützt, denn oft können die kleinen Gewohnheiten deutlich mehr, als es auf den ersten Blick scheint.

Was kann welches Healthy Habit?

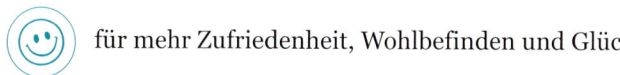 für mehr Zufriedenheit, Wohlbefinden und Glück

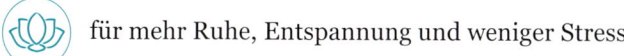 für mehr Ruhe, Entspannung und weniger Stress

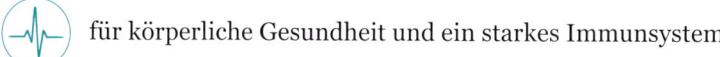 für körperliche Gesundheit und ein starkes Immunsystem

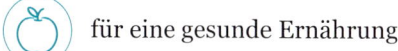 für eine gesunde Ernährung

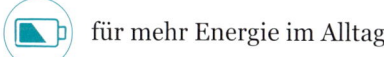 für mehr Energie im Alltag

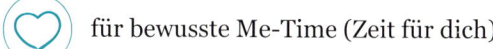 für bewusste Me-Time (Zeit für dich)

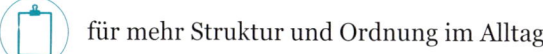 für mehr Struktur und Ordnung im Alltag

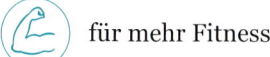 für mehr Fitness

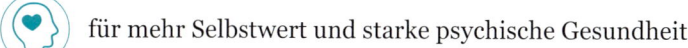 für mehr Selbstwert und starke psychische Gesundheit

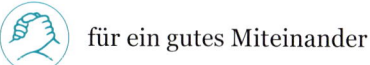 für ein gutes Miteinander

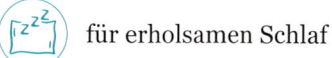 für erholsamen Schlaf

Balsam für die Seele: Ideen für mehr Lebensfreude und Zufriedenheit

MEHR LEBENSFREUDE UND ZUFRIEDENHEIT …

- verringern stressbedingte Herz-Kreislauf-Erkrankungen (z. B. niedrigerer Blutdruck, bessere Blutfettwerte),
- verbessern den Schlaf,
- stärken die psychische Gesundheit,
- steigern Ausgeglichenheit und Stimmung,
- sorgen für mehr Resilienz (mentale Widerstandskraft),
- steigern die Selbstwirksamkeit und
- heben das Selbstwertgefühl.

Wir sollten uns im Alltag öfter und vor allem regelmäßiger etwas Gutes tun. Uns etwas gönnen, die Seele baumeln lassen, dafür sorgen, dass es uns psychisch richtig gut geht, dass wir zufrieden, entspannt, ja sogar glücklich sind – dass wir uns an unserem Leben erfreuen.

Aber oft verschieben wir genau die Dinge, die gut für uns wären, zugunsten anderer, scheinbar wichtigerer Termine und Aufgaben. Langfristig zahlen wir dafür aber den Preis, wenn wir uns nicht genug um uns selbst sorgen. Sich Zeit für sich selbst zu nehmen und sich um sich selbst zu kümmern ist also nicht egoistisch oder gar unsozial, sondern wichtig und wesentlich – nicht nur, damit wir gut funktionieren, sondern auch, um Lebensfreude zu haben und zufrieden zu sein. Nur so können wir langfristig gesund bleiben und unser Leben genießen.

Es ist einfach, schöne Momente zu erschaffen und Glücksgefühle im Alltag zu sammeln. Wenn du z. B. jeden Morgen für drei Minuten unter der Dusche singst und dabei Spaß hast, sind das in einem Jahr schon 1095 Minuten bzw. 18,25 Stunden Lebensfreude mehr im Jahr. Zusätzlich werden jeden Tag nach der Dusche deine Stimmung besser und ein Lächeln auf deinen Lippen sein, dein Immunsystem wird gestärkt und dein Selbstwertgefühl gestiegen sein. Du siehst, kleine Alltagsrituale können einen großen, langfristigen Unterschied machen.

1. Genieße Tagträume und sei kreativ

Es macht uns glücklich und zufrieden, wenn wir unseren Gedanken und Träumen nachhängen und uns treiben lassen können. Es tut unserer Psyche gut, dann und wann etwas Abstand zu unserem Alltag zu haben. Beim Tagträumen dürfen wir kreativ sein, müssen uns nicht einengen, können uns ausleben und mal ganz andere Möglichkeiten, Situationen und Gegebenheiten durchspielen. Beim Tagträumen merken wir, was uns wirklich wichtig ist, wo unsere Prioritäten, Ziele und Wünsche liegen, was wir machen würden, wenn alles möglich wäre. Hier werden wir kreativ und finden Problemlösungsstrategien, die uns auch im echten Leben weiterhelfen können.

Am besten klappt das Tagträumen, wenn wir nicht abgelenkt werden, keine Medien im Hintergrund Krach machen und wenn wir keinen Zeitdruck haben. Tagträumen geht immer, ob im Bett, unter der Dusche oder für Geübte auch während des Busfahrens oder Kochens.

AUF EINEN BLICK: DAS BRINGT DIR DIESES HEALTHY HABIT
Tagträumen macht gute Laune, lässt dich kreativ und erfinderisch werden, bietet Lösungswege und zeigt dir, was dir wirklich wichtig ist.

So klappt es:
- Schaffe dir Ruheinseln (z. B. in der Bahn oder vor dem Einschlafen), in denen du dir erlaubst, wild vor dich her zu träumen, z. B.: Was würdest du gerade lieber machen? Wie würde dein Leben aussehen, wenn du alle Möglichkeiten hättest? Wohin würdest du reisen, würde Geld keine Rolle spielen?
- Versuche, auch mal gemeinsam mit deiner Partnerin/deinem Partner oder deinem Kind tagzuträumen, ihr lernt euch dadurch noch besser kennen.

2. Tue Gutes mit einer guten Tat am Tag

Eine gute Tat am Tag hilft nicht nur anderen, sondern steigert auch das eigene Wohlbefinden, und das sogar längerfristig. Eine Studie kann zeigen, dass Teilnehmer*innen, die sechs Wochen lang jede Woche fünfmal etwas Gutes taten, sogar noch Wochen später zufriedener und glücklicher waren als eine Vergleichsgruppe.

Was genau getan wird, ist egal. Es geht nicht um den Aufwand oder die Größe der guten Tat, sondern um die gute Absicht. In der eben erwähnten Studie waren zum einen die Teilnehmer*innen am glücklichsten, die alle fünf guten Taten an einem Tag in der Woche umsetzten und zum anderen diejenigen, die sich immer neue gute Taten ausdachten. Gute Taten verbessern unsere Stimmung, reduzieren Stress und wirken ebenfalls auf die körperliche Gesundheit, wie z. B. die Herz-Kreislauf-Gesundheit.

AUF EINEN BLICK: DAS BRINGT DIR DIESES HEALTHY HABIT
Eine gute Tat am Tag steigert dein Wohlbefinden, reduziert Stress und verbessert deine Herz-Kreislauf-Gesundheit.

So klappt es:
- Gute Taten können ganz vielfältig sein: Tür aufhalten, helfen, den Kinderwagen die Treppe hochzutragen, Geld, Dinge oder Blut spenden oder jemandem ein Lächeln schenken.
- Versuche, dir feste Zeitpunkte zu setzen, z. B. immer auf dem Weg zur Arbeit oder immer beim Einkaufen, im Fitnessstudio oder an jedem Wochentag – so, wie es für dich passt.
- Du kannst auch ein regelmäßiges Ehrenamt annehmen, z. B. Kindern vorlesen, im Tierheim helfen oder für Obdachlose kochen.

3. Höre in dich hinein, wie es dir geht

Andere fragen wir oft, wie es ihnen geht, aber wie oft fragen wir das uns selbst? Wie oft reflektieren wir tatsächlich, wie es uns gerade geht, ob das, was wir gerade machen, gut für uns ist, wie es sich körperlich und geistig anfühlt, was wir gerade so tun? Die Antwort ist meistens „viel zu selten". Dabei kann uns diese kleine Frage „Wie geht es mir gerade?" sehr viel bringen.

Selbstreflexion bereichert unser Leben, wir können so Bedürfnisse, Gefühle und Gedanken viel besser bewusst wahrnehmen. So können wir viel schneller mögliche Unsicherheiten, Überforderungen und den Bedarf einer Pause feststellen, aber auch herausfinden, was uns guttut, was unsere Werte und Bedürfnisse im Alltag bzw. im Leben sind. So können wir uns Ziele setzen, die zu uns passen und unsere Träume viel gezielter verfolgen.

AUF EINEN BLICK: DAS BRINGT DIR DIESES HEALTHY HABIT
Selbstreflexion hilft dir, herauszufinden, wie es dir gerade wirklich geht, was dir guttut, was du brauchst und was deine Ziele sind.

So klappt es:
- Versuche, dich mehrmals am Tag zu fragen, wie es dir gerade geht und dir ehrlich darauf zu antworten. Wenn es dir gut geht, speichere die Tätigkeit und Situation als positiv ab. Wenn nicht, überlege, woran es liegen könnte, und versuche, etwas zu ändern.
- Wenn andere dich fragen, wie es dir geht, gewöhne dir an, in den Momenten wenigstens dir selbst ganz ehrlich im Stillen zu antworten. Wenn es die Umstände zulassen, sei aber selbstverständlich auch nach außen offen und ehrlich.

4. Denke drei positive Gedanken am Stück

Über den Tag verteilt denken wir ca. 60.000 bis 80.000 Gedanken. Viele dieser Gedanken sind aber nicht positiv, denn in unserem Gehirn findet oft eine sogenannte „Negativverzerrung" statt. Evolutionsbiologisch war es wichtig, dass wir (mögliche) Gefahren oder Probleme stärker wahrnehmen. Hätten sich unsere Vorfahren zu oft nur an schönen bunten Blumen erfreut, hätten sie den Säbelzahntiger weiter hinten übersehen und wir wären relativ bald ausgestorben. Deshalb ist es aber jetzt wichtig, dass wir bewusst positive Gedanken und Denkmuster unterstützen. Diese können geübt werden und laufen dann automatisch ab.

Es wurde herausgefunden, dass ein negativer, belastender Gedanke durchschnittlich drei positive Gedanken braucht, um ihn wieder auszubügeln. Negative Gedanken kosten uns viel Energie, positive Gedanken hingegen liefern uns neue Kraft, lassen uns kreativer und produktiver werden, wir erkennen neue Möglichkeiten und Lösungsansätze. Positive Gedanken erweitern unseren Handlungsspielraum und schenken uns Glücksgefühle. Studien zeigen, dass Menschen, die vermehrt positiv denken, länger leben und allgemein gesünder sind.

AUF EINEN BLICK: DAS BRINGT DIR DIESES HEALTHY HABIT
Positive Gedanken schenken dir Energie, Glücksgefühle und wirken sich positiv auf deine mentale und körperliche Gesundheit aus.

So klappt es:
- Schaffe dir feste Zeitpunkte, z. B. unter der Dusche oder vor dem Schlafengehen, an denen du bewusst drei positive Gedanken (Erinnerungen, Erlebnisse, Menschen, Orte) denkst.
- Notiere täglich (mindestens drei) positive Gedanken und Erlebnisse.

5. „Ich will" statt „Ich muss"

Diese innere Stimme kennen wir alle: „Ich muss dringend mal wieder ...", „Ich muss doch noch ...", „Eigentlich sollte ich unbedingt ..." Aber immer, wenn wir ein „müssen" oder „sollen" denken, wissen wir, dass es sich um Tätigkeiten handelt, die gerade entgegengesetzt zu unseren eigentlichen Bedürfnissen stehen. „Wollen" hingegen weiß genau, was gerade gut für uns ist bzw. wäre. Wenn wir etwas machen, was wir „müssen" oder „sollen", sind immer etwas Stress und Widerwille direkt mit dabei. Wenn wir aber darauf achten, dass wir unsere (innere) Sprache ändern und Sachen machen, die wir wollen, sind wir zufriedener und entspannter.

Achte darauf, Formulierungen zu finden bzw. zu verwenden, in denen „müssen" keinen Platz hat und verwende stattdessen ein „Ich will". Das macht alles gleich viel selbstbestimmter. „Ich muss noch aufräumen" wird so z. B. zu „Ich will es hier ordentlich haben, also räume ich gleich noch etwas auf". Solche Kleinigkeiten machen einen großen Unterschied.

AUF EINEN BLICK: DAS BRINGT DIR DIESES HEALTHY HABIT
Weniger „müssen" und mehr „wollen" reduziert Stress, Anspannung und negative Gefühle und fördert die eigene Selbstbestimmung und Zufriedenheit.

So klappt es:
- Beobachte dein bisheriges Denken und Mit-dir-sprechen und übe andere Formulierungen.
- Ersetze „Ich muss ..."- mit „Ich will ..."-Gedanken (möglicherweise mit einer Begründung).
- Gehe deine To-do-Listen durch: Was davon willst du wirklich? Welche „Ich-muss"-Aufgabe kann gestrichen oder verändert werden?

6. Lächle dich morgens im Spiegel an

Lächeln tut uns gut. Sogar „falsches" Lächeln, das zunächst mehr eine Grimasse als ein echtes Lächeln ist, wirkt positiv auf unsere Gefühle und unsere Stimmung, wie Studien zeigen. Schon nach zehn Sekunden „künstlichem Lächeln" reagiert unser Gehirn auf die Bewegung der Gesichtsmuskeln mit der Ausschüttung von Serotonin („Glückshormon") und Dopamin („Belohnungshormon") – wir fühlen uns besser und bekommen tatsächlich Lust, zu lächeln. Die Wirkung wird noch verstärkt, wenn wir vor dem Spiegel lächeln, dann bekommt unser Gehirn auch visuell die Bestätigung, dass wir lächeln und schüttet dementsprechende Botenstoffe aus.

Natürlich funktioniert das auch andersherum: Wenn wir unsere Mundwinkel nach unten ziehen und den Oberkörper und die Schultern hängen lassen, steigern wir die Wahrscheinlichkeit für schlechte Laune und Niedergeschlagenheit – aber das möchten wir natürlich nicht.

AUF EINEN BLICK: DAS BRINGT DIR DIESES HEALTHY HABIT
Ein zunächst künstliches Lächeln verbessert schon nach wenigen Sekunden deine tatsächliche Stimmung.

So klappt es:
- Lächle direkt am Morgen nach dem Aufwachen oder im Bad vor dem Spiegel.
- Finde feste Lächelzeiten, z. B. beim morgendlichen Duschen, wenn der Kaffee oder das Teewasser kocht, nach dem Zähneputzen oder im Auto.
- Lächle andere Menschen an, z. B. in der Familie, auf dem Arbeitsweg, oder beim Einkaufen.

7. Sei ehrlich und vermeide Notlügen

Fast jede*r von uns nutzt dann und wann kleine Notlügen, z. B. wenn wir gefragt werden, wie es uns geht oder ob wir etwas für jemanden erledigen könnten. Meistens sagen wir, alles sei in bester Ordnung und bejahen Anfragen, obwohl wir weder Zeit noch Lust dazu haben. Auch wenn diese Antworten nur kleine Unwahrheiten sind, weil wir andere nicht enttäuschen oder uns nicht komplett öffnen wollen, so können sie doch dazu führen, dass wir uns angespannter fühlen, uns mehr auflasten, als eigentlich gut für uns ist und sogar körperliche Folgen wie z. B. Kopfschmerzen verspüren.

Dabei verbessern sich, wie Studien zeigen, die Beziehungen zu unseren Mitmenschen, wenn wir ehrlich sind. Ehrlichkeit motiviert auch unsere Gegenüber, ehrlich zu sein, und beugt so Missverständnissen vor. Ehrlichkeit hat positive Auswirkungen auf unsere psychische und körperliche Gesundheit, verbessert unser Selbstbewusstsein, gibt Sicherheit und reduziert Stress. Ehrlich zu sein bedeutet nicht, die Wahrheit ungefragt hinauszuposaunen, sondern vor allem, auf Fragen ehrlich zu antworten.

AUF EINEN BLICK: DAS BRINGT DIR DIESES HEALTHY HABIT
Ehrlichkeit reduziert Stress, fördert die Gesundheit und stärkt dein Selbstbewusstsein und dein Miteinander mit anderen.

So klappt es:
- Bei „Wie geht es dir?" sei im Inneren dir gegenüber ehrlich. Nach außen reicht es, wenn du antwortest, dass es dir schon mal besser ging, du das aber gerade nicht vertiefen möchtest.
- Sage ehrlich, wenn du keine Zeit hast, du musst dich nicht unter Stress setzen, um anderen etwas möglich zu machen.
- Schäme dich nicht für die Wahrheit – Ehrlichkeit ist befreiend.
- Falls die Wahrheit nicht geht, schweige lieber.

8. Tanke täglich etwas Sonne

Mit der Hilfe von Sonnenlicht kann unser Körper Vitamin D produzieren. Vitamin D ist zuständig für unseren Knochenstoffwechsel und die Knochenmineralisierung, es stärkt unser Immunsystem und reguliert Hirnbotenstoffe wie z. B. Serotonin, welches bei einem Mangel für Schlafprobleme, Angstzustände und Depressionen mitverantwortlich sein kann. Schon zehn Minuten Sonne für Gesicht und Arme (auch an bewölkten Tagen) führen zu einer Steigerung der Vitamin-D-Produktion. Des Weiteren senkt Sonnenlicht den Blutdruck und fördert die Durchblutung, steigert die geistige Leistungsfähigkeit und steigert unsere Stimmung.

AUF EINEN BLICK: DAS BRINGT DIR DIESES HEALTHY HABIT
Täglich mindestens 10 Minuten Sonne unterstützen u. a. die Knochengesundheit, das Immunsystem und die eigene Stimmung.

So klappt es:

- **Wichtig:** Achte bei längeren Aufenthalten in der Sonne auf entsprechenden Sonnenschutz (Creme, Lotion).
- Plane einen kurzen Spaziergang in der Mittagspause ein, kremple dabei, wenn möglich, deine Ärmel hoch.
- Falls ein Spaziergang nicht möglich ist, mache einfach eine (Kaffee-)Pause am offenen Fenster oder auf dem Balkon.
- Nutze im Sommer die Abendsonne nach Feierabend für einen kleinen Spaziergang, für Sport im Freien oder Gartenarbeit.
- Gehe im Winter auch mal ohne Handschuhe raus, damit wenigstens Gesicht und Hände etwas Sonnenlicht abbekommen.

9. Erfreue dich an deinen Pflanzen

Pflanzen wirken entspannend auf uns. Zahlreiche wissenschaftliche Studien können zeigen, dass allein schon der Anblick von Pflanzen gut für uns ist: Wir erholen uns schneller von Krankheiten oder Operationen, können schwierige Situationen oder anstrengende Aufgaben besser meistern und sie wirken stressreduzierend. Eine Umgebung mit vielen Pflanzen aktiviert den Parasympathikus, unseren Ruhemodus, und sorgt so für niedrigeren Puls und Blutdruck und eine bessere Stimmung.

Zimmerpflanzen wirken sich zudem gut auf das Raumklima aus. Sie befeuchten trockene Luft, was uns wiederum vor Erkältungen, trockenen Atemwegen oder Husten schützt und auch vorbeugend bei trockenen Augen, Kopfschmerzen oder Migräne wirken kann. Zimmerpflanzen können Wohngifte und Staub aus der Luft filtern und so zu einer guten Gesundheit beitragen.

AUF EINEN BLICK: DAS BRINGT DIR DIESES HEALTHY HABIT
(Zimmer-)pflanzen wirken entspannend, unterstützen deine Gesundheit und können sich positiv auf das Raumklima auswirken.

So klappt es:
- **Wichtig:** Achte bei Kleinkindern oder Haustieren auf ungiftige Zimmerpflanzen.
- Nimm deine Zimmerpflanzen oder die Pflanzen vor deinem Fenster bewusst wahr und nimm dir etwas Zeit, sie bewusst zu betrachten.
- Stelle dir, wenn möglich, in jedes deiner Zimmer eine Pflanze.
- Kümmere dich regelmäßig um deine Pflanzen (feste Gießzeiten, Düngung usw.).

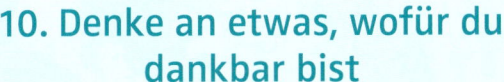

10. Denke an etwas, wofür du dankbar bist

Die Dankbarkeitsforschung steckt noch in den Kinderschuhen, aber sicher ist, dass bewusste Dankbarkeit sehr viele positive Nebenwirkungen auf den menschlichen Körper und Geist hat. Regelmäßige, bewusste Dankbarkeit hilft, den Blutdruck zu senken, stärkt das Immunsystem und verbessert den Schlaf. Zudem macht Dankbarkeit optimistischer und geduldiger, verbessert die Stimmung und steigert das selbstempfundene Glücksgefühl. Sie stärkt das eigene Selbstbewusstsein, mindert Neid und Eifersucht und kann bei Depressionen helfen.

Wichtig ist nur, dass wir uns ganz bewusst damit auseinandersetzen, wofür wir alles dankbar sein können, an diesem Tag oder ganz allgemein in unserem Leben. Es können ganz kleine Dinge sein, wie der rosablühende Baum vor dem Fenster im Frühling oder große Dinge, wie ein erfüllender Job.

AUF EINEN BLICK: DAS BRINGT DIR DIESES HEALTHY HABIT
Regelmäßige bewusste Dankbarkeit verbessert deine Stimmung und Gesundheit.

So klappt es:
- Denke vor dem Einschlafen an drei Dinge oder Ereignisse, für die du heute dankbar bist.
- Führe ein Dankbarkeitstagebuch. Es können auch nur Stichpunkte sein, das braucht nicht viel Zeit, macht aber ein gutes Gefühl und viele schöne Erinnerungen, wenn du später einmal darin blätterst.
- Mache ein Foto, falls es möglich ist, von Dingen, Erlebnissen oder Personen, für die du dankbar bist.
- Mache dir kurze (Sprach-)Notizen auf dem Smartphone.

11. Singe dich glücklich

Singen hebt die Stimmung und ist gesund. Wir sollten viel öfter und viel mehr singen. Egal, ob wir von uns denken, dass wir gut oder schlecht singen können. Denn darum geht es nicht. Wenn wir an einem privaten Ort singen, wo uns niemand hören kann, z. B. unter der Dusche oder im Auto, dann können wir alle Vorteile des Singens nutzen, auch wenn wir keinen Plattenvertrag dafür bekommen würden.

Singen stärkt unser Immunsystem, es senkt den Cortisolspiegel („Stresshormon"), schüttet „Glückshormone" aus, verbessert die Atmung, stärkt das Selbstbewusstsein, versorgt den Körper mit zusätzlichem Sauerstoff und vermindert Schmerzen. Einige Studien haben sogar einen positiven Effekt bei Depressionen und Ängsten nachgewiesen.

AUF EINEN BLICK: DAS BRINGT DIR DIESES HEALTHY HABIT
Singen hebt deine Stimmung, stärk dein Immunsystem, dein Selbstbewusstsein und verbessert deine Atmung.

So klappt es:

- Suche dir Orte, an denen du regelmäßig ungestört Singen kannst, z. B. unter der morgendlichen Dusche oder im Auto auf dem Weg zur Arbeit.
- Nutze extra zusammengestellte Playlists zur Motivation.
- Höre Radio und lass dich überraschen, welche Lieder ausgewählt werden und versuche, mitzuträllern.
- Vielleicht kannst du ein Instrument spielen und dich selbst mit Gesang begleiten.
- Nutze die Karaokeangebote in Bars, vor anderen Menschen oder zu Hause alleine am Laptop.

12. Entspanne bei Kerzenlicht

Zu vielen besonderen Anlässen, Festen und Feiern zünden wir Kerzen an. Am Geburtstag, bei einem schicken Essen, im Advent oder an Weihnachten. Kerzen schaffen eine angenehme Atmosphäre und wir verbinden damit eine Form von Geborgenheit. Kerzen haben eine beruhigende Wirkung auf uns, sie bringen Entspannung. Ihr Licht wird von unseren Augen als angenehm wahrgenommen, denn es leuchtet mit einer Farbtemperatur von 1.500 Kelvin und hat damit eine warme Lichtfarbe mit vielen Rot- und wenigen Blauanteilen.

Viel blaues Licht senden z. B. Smartphone- und Tabletbildschirme aus, weswegen wir nach deren Benutzung vor dem Zubettgehen auch schwerer einschlafen können. Licht mit vielen Rotanteilen hingegen fördert in unserem Körper die Melatoninbildung („Schlafhormon") und hilft uns, zur Ruhe zu kommen und gut und schnell ein- und durchzuschlafen.

AUF EINEN BLICK: DAS BRINGT DIR DIESES HEALTHY HABIT
Kerzenlicht schafft eine angenehme Atmosphäre, entspannt und hilft dir beim Ein- und Durchschlafen.

So klappt es:
- **Wichtig:** Verwende Kerzen nie unbeaufsichtigt und sorge immer für eine ausreichende Sauerstoffzufuhr.
- Zünde am Abend, besonders in der dunklen Jahreszeit, regelmäßig eine Kerze an. Lasse Bildschirmmedien aus und komme entspannt zur Ruhe.
- Schaffe mit Kerzenlicht eine angenehme Atmosphäre, z. B. beim Essen.
- Vielleicht hast du auch die Möglichkeit, Feuer in einem Kamin oder einer Feuerschale zu beobachten.

13. Nutze die Energie einer kalten Dusche

Auch wenn es sich nicht sehr reizvoll anhört, ist kaltes Duschen ein wahrer Alleskönner. Studien zeigen: Wer regelmäßig kalt duscht, hat weniger häufig Infekte. Zudem wirkt kaltes Duschen entzündungshemmend, fördert die Fettverbrennung und kann eine natürliche Alternative zu Schmerzmitteln sein. Außerdem verbessert der Kontakt mit kaltem Wasser die Laune, da Endorphine und Noradrenalin ausgeschüttet werden und die Bereiche im Gehirn, die für Sympathie und Glücksgefühle zuständig sind, werden aktiviert. Regelmäßige kalte Duschen verbessern auch die Schlafqualität, mindern das Diabetes-Risiko, senken die Blutfettwerte, stärken das Bindegewebe und schützen Haut und Haare, wodurch sie kräftiger und gesünder aussehen.

AUF EINEN BLICK: DAS BRINGT DIR DIESES HEALTHY HABIT
Kaltes Duschen stärkt dein Immunsystem, wirkt entzündungshemmend, macht wach und glücklich, fördert die Fettverbrennung und die Durchblutung.

So klappt es:
- **Wichtig:** Nur im gesunden Zustand mit dem kalten Duschen beginnen. Gesundheitlich angeschlagene oder ältere Menschen müssen dringend vorher mit ihrem Arzt oder ihrer Ärztin darüber sprechen.
- Dusche zu Beginn zuerst (lau-)warm und reduziere anschließend die Wassertemperatur schrittweise. Beginne mit zehn Sekunden kalt duschen am Tag und steigere dich auf 30 Sekunden bis maximal drei Minuten.
- Beginne mit Körperstellen, die am weitesten vom Herz entfernt sind (ideal für Anfänger: außen am Knöchel).
- **Tipp:** Atme während des kalten Duschens tief durch. Beginne im Sommer und behalte das Healthy Habit bei.

14. Schaue aus dem Fenster und kriege den Kopf frei

Kleine Pausen während des (Arbeits-)Tages wirken laut Studien positiv auf unser Wohlbefinden, sie geben uns frische Energie und reduzieren Müdigkeit. Eine sogenannte Mikropause kann auch nur ein paar Sekunden dauern. Hauptsache, sie unterbricht die aktuelle Tätigkeit und macht kurz unseren Kopf frei. Ein Blick aus dem Fenster ist dafür ideal. Der weite Blick ist gut für unsere Augengesundheit, da wir z. B. beim Arbeiten am Computer mindestens alle 20 Minuten für mindestens 20 Sekunden den Blick vom Bildschirm nehmen sollten.

Wenn vor dem Fenster dann auch noch Natur zu sehen ist, ist es besonders gut für unsere Erholung. Zahlreiche Studien können zeigen, dass uns allein der Blick in die Natur entspannt, unsere Erholung und sogar Genesung fördert und unseren Stresslevel senkt.

Außerdem nutzen wir den Blick aus dem Fenster oft gar nicht dazu, bewusst unsere Außenwelt wahrzunehmen, sondern nutzen die Zeit für eine (meist unbewusste) Innenschau: Wir hängen unseren Gedanken nach, Tagträumen oder reflektieren Erlebtes. Das tut unserer Psyche gut und gibt uns neue Kraft.

AUF EINEN BLICK: DAS BRINGT DIR DIESES HEALTHY HABIT
Ein Blick aus dem Fenster kann deine Energiereserven aufladen und dich und deine Augen entspannen.

So klappt es:
- Gönne dir – gerade bei viel Bildschirmarbeit – regelmäßige Mikropausen, in denen du aus dem Fenster, in die Weite schaust. Stelle dir am besten einen Timer.
- Versuche z. B. beim Telefonieren auch mal aus dem Fenster zu schauen.

15. Spende regelmäßig Zeit, Hilfe oder Geld

Spenden macht glücklich, das können Untersuchungen zeigen. Denn dadurch, dass wir selbst etwas spenden, aktivieren wir unser „Belohnungsareal" im Gehirn, welches uns durch die Ausschüttung verschiedener Botenstoffe wie Dopamin („Belohnungshormon") oder Oxytocin („Bindungshormon") Glücksgefühle vermittelt. Diese Gefühle halten sogar einige Zeit an. Wir fühlen uns zufriedener, selbstsicherer und haben ein höheres Selbstwertgefühl. Gerade beim freiwilligen Spenden werden die meisten positiven Gefühle erzeugt.

Es muss nicht Geld gespendet werden, es können auch Gegenstände, Möbel oder Kleidungsstücke sein. Diese aussortierten Dinge können über Internetseiten oder Flohmärkte verschenkt oder direkt bei Tierheimen, Flüchtlingsheimen, Kindergärten, Secondhandläden usw. abgegeben werden.

Studien können sogar zeigen, dass Spenden sich nicht nur in Bezug auf unsere Stimmung bemerkbar macht, sondern sich auch körperlich zeigt. So haben Menschen, die regelmäßig anderen helfen, ein geringeres Risiko für Bluthochdruck, erkranken seltener an Depressionen und haben eine längere Lebenserwartung.

AUF EINEN BLICK: DAS BRINGT DIR DIESES HEALTHY HABIT
Spenden bzw. anderen helfen steigert deine Stimmung und wirkt sich, wenn du es regelmäßig tust, sogar positiv auf deine Gesundheit aus.

So klappt es:
- Miste deine Wohnung aus. Was brauchst du nicht mehr? Was kann anderen Menschen aber noch nützlich sein?
- Du kannst auch Zeit spenden und z. B. im Kindergarten vorlesen oder im Tierheim helfen.

16. Sei zufrieden und vergleiche dich seltener

Wie sagte der dänische Philosoph Søren Kierkegaard so passend: „Das Vergleichen ist das Ende des Glücks und der Anfang der Unzufriedenheit." Wir vergleichen uns fast automatisch mit anderen, zuträglich für unsere psychische Gesundheit und unser Wohlbefinden ist das aber nicht. Denn es sind keine objektiven Vergleiche, aus denen wir gewinnbringende Schlüsse ziehen würden. Meist scheint bei anderen, in deren Leben wir meist nur kleine Einblicke haben, alles besser und schöner.

Studien zeigen, dass Neid und Vergleiche auf Social-Media-Plattformen direkt zusammenhängen, wir werden unzufriedener und unser Selbstwertgefühl sinkt. Dieser geschönten Selbstinszenierung auf den sozialen Netzwerken sind wir geradezu schutzlos ausgeliefert, da wir von allen Seiten damit konfrontiert werden. Das erzeugt Stress und Unzufriedenheit in und mit uns.

AUF EINEN BLICK: DAS BRINGT DIR DIESES HEALTHY HABIT
Dich weniger mit anderen zu vergleichen, steigert deine Zufriedenheit, dein Selbstwertgefühl und reduziert Stress.

So klappt es:

- Bemerke bewusst, wann du dich vergleichst, und mache dir klar, dass es sich meist um eine inszenierte Realität handelt, die nicht der Wahrheit entspricht.
- Reduziere die Zeit, die du in bzw. mit sozialen Medien verbringst.
- Umgib dich mit Menschen, die dir guttun und die dich so mögen, wie du bist.
- Werde dir deiner ganz eigenen Stärken und Talente bewusst, schreibe sie zum Beispiel auf.

17. Erweitere deine Komfortzone

Unsere Komfortzone ist der Bereich, in dem wir uns sicher und geborgen fühlen. Hier halten wir uns gerne auf, aber wirklich etwas Neues erleben wir dort nicht. Alles, was mit neuen Erlebnissen, Lernen, Erfahrungen, Entwicklung und Veränderung zu tun hat, passiert außerhalb unserer Komfortzone.

Neue Erfahrungen zu machen, neue Einflüsse zuzulassen, uns weiterzuentwickeln und uns kleinen Herausforderungen zu stellen, ist aber wichtig und gut für uns und stärkt unsere psychische Gesundheit. Wir können unsere Komfortzone langsam erweitern, so haben wir mehr Platz bzw. einen immer größer werdenden Bereich, in dem wir uns sicher fühlen. Es ist also gut und wichtig, dass wir auch regelmäßig unbekannte Sachen ausprobieren, Neues austesten und uns kleinen Herausforderungen stellen. Wir steigern so unsere Selbstwirksamkeit und unser Selbstwertgefühl, werden resilienter und (selbst-)sicherer.

AUF EINEN BLICK: DAS BRINGT DIR DIESES HEALTHY HABIT
Deine Komfortzone regelmäßig etwas zu dehnen, stärkt deine Selbstwirksamkeit, dein Selbstwertgefühl und deine Resilienz.

So klappt es:
- Starte mit kleinen Veränderungen im Alltag, nimm z. B. einen anderen Weg zur Arbeit, koche unbekannte Rezepte oder verbringe deine Mittagspause mal anders.
- Probiere ganz bewusst etwas Neues aus, wie ein neues Hobby, Restaurant, Ausflugs- oder Urlaubsziel usw.
- Traue dich an Sachen heran, vor denen du etwas Respekt oder Angst hast – es ist sehr befreiend, diese „geschafft" zu haben.
- Träume groß und probiere tatsächlich mal etwas davon aus.

18. Nimm dir öfter Zeit fürs Nichtstun

Nichtstun hat völlig zu Unrecht einen schlechten Ruf. Denn gelegentliches, bewusstes Nichtstun ist für unser Gehirn eine regelrechte Wohltat. Hin und wieder richtig Pause machen, ohne Bildschirmmedien, ohne Gespräche oder Sozialkontakte, ohne Verpflichtungen usw. ist sehr wichtig für uns. Es muss nicht gleich eine richtige Meditation sein, sondern einfach nur abschalten und dabei am besten so wenig denken, grübeln, planen oder erinnern wie irgendwie möglich.

Ob wir dabei eingekuschelt unter einer warmen Decke auf dem Sofa sitzen und eine Kerze oder ein Kaminfeuer beobachten, oder mit geschlossenen Augen in der Hängematte oder auf einem Liegestuhl liegen, ist total egal. Es geht nur darum, äußere Eindrücke so gut es geht zu reduzieren und auch keinen inneren Gedanken, Planungen oder Vergangenheitserinnerungen nachzuhängen. Dann können sich unser Körper und unser Geist einmal so richtig entspannen und regenerieren. Je mehr Stress und Anspannung wir im Alltag und Berufsleben haben, desto häufiger haben wir richtige Nichtstun-Pausen dringend nötig.

AUF EINEN BLICK: DAS BRINGT DIR DIESES HEALTHY HABIT
Bewusstes Nichtstun ohne weitere Ablenkung entspannt dich, reduziert Stress und füllt deine Energiespeicher wieder auf.

So klappt es:
- Versuche, dir feste Zeiten fürs Nichtstun zu schaffen.
- Reduziere mögliche Störfaktoren: Schalte dein Handy aus, sage deiner Familie, Mitbewohnern usw. Bescheid, dass du in der nächsten Zeit nicht gestört werden willst.
- Wenn du in einem vollen Haus z. B. mit kleinen Kindern lebst, verbinde deine Nichtstun-Zeit z. B. mit einem warmen Bad. Hier wirst du sicher nicht gestört.

19. Höre deine Lieblingslieder

Dass Musik auf unsere Psyche wirkt, haben wir alle schon oft erlebt. Gerade sind wir noch gelangweilt oder genervt, doch wenn dann völlig unerwartet im Radio unser Lieblingslied erklingt, sieht die Welt schon wieder viel bunter und netter aus. Aber Musik beeinflusst nicht nur unsere Stimmung, sie wirkt auch auf unseren Körper. Ruhige Lieder können uns entspannen und unseren Blutdruck senken, schnelle Musik kann uns Energie geben, uns wacher machen und uns z. B. während des Sports geradezu zu Höchstleitungen anspornen. Schon 15 Minuten Lieblingsmusik reduzieren Stress merklich.

Unser Gehör verknüpft verschiedene Lieder mit verschiedenen Erinnerungen. Wir können das gezielt einsetzen und uns bei Sehnsucht an einen Ort, ein Gefühl oder eine Person etwas Erinnerung gezielt zurückholen.

AUF EINEN BLICK: DAS BRINGT DIR DIESES HEALTHY HABIT
Deine Lieblingsmusik kann dich entspannen, dir frische Kraft oder gute Laune schenken und alte Erinnerungen aufleben lassen.

So klappt es:

- Nimm dir regelmäßige Zeit, Musik zu hören, z. B. beim Autofahren, beim Kochen oder beim Hausputz.
- Nutze deine Musik gezielt, um z. B. deine Stimmung zu verbessern.
- Suche dir Orte, an denen du hemmungslos mitsingen und deine Musik genießen kannst, z. B. im Auto oder unter der Dusche.
- Erstelle dir Playlists für bestimmte Zwecke, z. B. für den Sport, für Entspannung, für gute Laune, mit Erinnerungen an den Urlaub usw.

20. Mache eine I-did-Liste, die dir zeigt, was du leistest

Eine To-do-Liste kennt jede*r, eine I-did-Liste nicht. Dabei tun uns I-did-Listen richtig gut. Wir sammeln also nicht nur, was wir uns vornehmen und was erledigt werden muss, sondern verdeutlichen uns am Abend, was wir an diesem Tag alles geschafft haben. Meist ist das nämlich deutlich mehr, als wir denken. Auch wenn wir mal wieder einiges von der To-do-Liste nicht erledigt haben, so haben wir doch vielleicht etwas ganz anderes, Unvorhergesehenes erledigt und sollten viel stolzer und zufriedener mit uns sein, als wir es oft sind.

Eine I-did-Liste am Abend dauert nicht lange, lässt den Tag Revue passieren und gibt uns einen Überblick, was wir mit unserer Zeit angefangen haben. Die To-do-Liste ist selten leer, und sie wird uns kaum ein gutes Gefühl geben – eine I-did-Liste hingegen schon. Wir fühlen uns dank I-did-Liste zufriedener, entspannter und sind besser gelaunt. Außerdem gibt uns die I-did-Liste das Gefühl, Kontrolle über unser Leben zu haben und stärkt unser Selbstwertgefühl.

AUF EINEN BLICK: DAS BRINGT DIR DIESES HEALTHY HABIT
Eine I-did-Liste verdeutlicht, was du alles schaffst, sie macht dich zufriedener und entspannter und stärkt dein Selbstwertgefühl.

So klappt es:
- Nimm dir jeden Abend ein paar Minuten Zeit und verfasse eine I-did-Liste. Du kannst das auch am Handy machen.
- Du kannst auch über den Tag hinweg immer, wenn du eine Aufgabe, eine Tätigkeit abgeschlossen hast, diese direkt auf einer Liste (auf Papier oder digital) eintragen. Das kostet dich noch weniger Zeit und du merkst, wie deine Liste kontinuierlich wächst, was sehr motivierend sein kann.

21. Atme jeden Tag frische Luft

Frische Luft regt unseren Kreislauf und unsere Durchblutung an und stärkt unser Immunsystem. Wenn wir uns an der frischen Luft aufhalten, produzieren wir vermehrt das „Glückshormon" Serotonin, was dazu führt, dass sich unsere Stimmung merklich aufhellt. Unsere Haut wird mit Sauerstoff versorgt, was wiederum die Zellteilung der Haut anregt, wodurch wir frischer und gesünder aussehen. Frische Luft steigert unsere Konzentration und Leistungsfähigkeit und lässt uns tagsüber fitter sein und nachts besser schlafen. Außerdem können wir, wenn wir uns an der frischen Luft aufhalten, auch im Winter ein paar Sonnenstrahlen erhaschen, welche dafür sorgen, dass unser Körper Vitamin D produzieren kann (**s. Idee 8**). Und wir verbringen wahrscheinlich mehr Zeit in der Natur, welche viele Wirkungen auf unseren Körper und Geist hat (**s. Idee 69**).

AUF EINEN BLICK: DAS BRINGT DIR DIESES HEALTHY HABIT
Frische Luft macht dich fitter, konzentrierter und besser gelaunt.

So klappt es:
- Verbringe möglichst alle Pausen an der frischen Luft.
- Baue regelmäßig Spaziergänge in deinen Alltag ein, verbinde sie, wenn du sonst keine Zeit dafür hast, wenigstens mit Besorgungen, die du erledigen musst.
- Verlege möglichst viele Alltagsaktivitäten nach draußen, gerade im Sommerhalbjahr kann man auf dem Balkon, im Park oder im Garten essen, telefonieren oder lesen.
- Falls du keine andere Möglichkeit hast, lüfte wenigstens ausgiebig und setz dich kurz ans offene Fenster.

22. Mache dir selbst ein Kompliment

Wann hast du dir zuletzt gedacht „Das habe ich aber gut gemacht"? Oder wann warst du zuletzt richtig stolz auf dich? Wir sollten uns viel öfter kleine, ernst gemeinte Komplimente machen und achtsamer wahrnehmen, was wir alles leisten, machen, können und tun. Denn jede*r von uns leistet, macht, kann und tut eine ganze Menge, jeden Tag – nur würdigen wir all das sehr selten. Dabei sind Selbstakzeptanz und Selbstliebe die Schlüssel zu einem zufriedenen, erfüllten und glücklichen Leben. Sich selbst Komplimente zu machen stärkt das eigene Selbstbewusstsein und Selbstwertgefühl.

Wenn ein Kompliment ernst gemeint und berechtigt ist, schüttet unser Gehirn einen ganzen Cocktail an Hormonen aus – Oxytocin, Dopamin, Opioide – und das tut gut und verbessert unsere Stimmung. Es kann gezeigt werden, dass Komplimente im Gehirn ähnliche Bereiche im Belohnungszentrum aktivieren, wie tatsächliche, materielle Geschenke.

AUF EINEN BLICK: DAS BRINGT DIR DIESES HEALTHY HABIT
Ernst gemeinte Komplimente an dich selbst steigern dein Selbstwertgefühl und deine Stimmung.

So klappt es:
- Finde jeden Abend mindestens eine Sache, die du heute geleistet, erreicht, geschafft hast, etwas, auf das du stolz bist.
- Schreibe jeden Tag einen Zettel mit einer Stärke oder einem Talent von dir, mit einer Sache, die du gut gemacht hast. Fülle diese Zettel in ein Glas und beobachte, wie das Glas jeden Tag ein bisschen voller wird. Wenn du mal einen schlechten Tag hast, kannst du einige der Zettel lesen.
- Sage dir ein ernst gemeintes Kompliment an dein Spiegelbild.

Kleiner Zwischenstopp: Finde heraus, was dir wirklich guttut

Ziel: Eine individuell zu dir passende Erholung finden und erleben, den eigenen Fokus ändern, eigene Healthy Habits erschaffen.

Aufgabe:

1. Nimm dir ein Blatt Papier, einen Stift und fünf Minuten Zeit. Überlege nun, was du wirklich gerne machst, was dir guttut, was dir Spaß macht, was dir währenddessen oder hinterher ein richtig gutes Gefühl gibt, was dich zufrieden macht, deine Laune hebt, dich glücklich macht und dir neue Energie gibt. Das können Kleinigkeiten oder größere Dinge, Tätigkeiten, Erlebnisse usw. sein.

    Erstelle eine bunte Liste. Hier kann nachher so etwas stehen wie „warm duschen", „Eis essen", „mich am Abend in mein frisch bezogenes Bett legen", „mein Lieblingslied hören und im Auto lautstark mitsingen", „ausschlafen", „meine Freundin anrufen", „malen", „mit Freunden Musik machen", „aufgeschobene Aufgaben, erledigen und endlich von der To-do-Liste streichen", „ein neues Rezept mit Freund*innen kochen", „im Sonnenuntergang joggen gehen", „meinem Kind vorlesen", „in der Sonne sitzen und einfach mal Nichts tun", „Städteurlaub machen", „ins Museum gehen" oder „auf ein Konzert oder Festival gehen".

    Je länger die Liste wird, desto besser. Solltest du auch nach Ablauf der fünf Minuten noch Lust haben, weiterzuschreiben, lasse dich nicht aufhalten.

2. Lies dir nun in Ruhe die Liste durch. Alles, was hier steht, sind Dinge, Tätigkeiten, Erlebnisse, die dir guttun, die du viel öfter in deinen Alltag einplanen solltest.

3. Nimm dir drei einfach umsetzbare Dinge von der Liste und versuche, diese in den nächsten Tagen umzusetzen bzw. falls es größere Dinge wie ein Konzertbesuch sind, fange an, sie zu planen.

ÜBERLEGUNGEN

- Was davon kannst du regelmäßig(er) in dein Leben, deinen Alltag einbauen?
- Kann etwas davon dein neues Ich-tu-mir-was-Gutes-Habit werden?

Fit im Alltag: Ideen für Bewegung und Aktivität

MEHR BEWEGUNG UND AKTIVITÄT SORGEN FÜR …

- ein gesundes Gewicht,
- verbesserte Blutfettwerte (Cholesterin etc.),
- stärkere Muskeln und Knochen,
- weniger Schmerzen (Gelenke, Rücken usw.),
- einen verbesserten Blutdruck,
- weniger Stress und Angst,
- eine höhere Lebensqualität,
- eine längere Lebenserwartung,
- eine bessere psychische Gesundheit und
- ein stärkeres Immunsystem.

Regelmäßige (Alltags-)Bewegung hat viele körperliche und psychische Vorteile, welche wir nutzen sollten. Es muss nicht gleich die Mitgliedschaft im Fitnessstudio oder ein Vereinssport sein, schon kleine regelmäßige Bewegungseinheiten im Alltag können einen großen Effekt haben. So können bereits acht Minuten Sport am Tag das Risiko auf eine Herz-Kreislauf-Erkrankung um bis zu 20 Prozent senken.

Bewegung wirkt in jedem Alter positiv auf Körper und Psyche. Denn wer sich bewegt, regt zahlreiche Körperfunktionen an: vom Herz-Kreislauf-System über das Immunsystem bis hin zum Nervensystem.

Eine Langzeitstudie konnte zeigen, dass selbst Menschen, die erst im hohen Alter mit regelmäßiger Bewegung beginnen, sehr davon profitierten und deutlich gesünder waren als Inaktive des gleichen Alters. Es lohnt sich also immer, seine tägliche Bewegungszeit zu erhöhen. Und man kann sehr einfach eindrucksvolle Werte erreichen: Wenn wir z. B. nur 2.500 Schritte mehr am Tag gehen (ca. zwei Kilometer), werden wir in einem Jahr 730 km – also die Strecke von München nach Kiel – zurückgelegt haben. Keine schlechte Leistung!

23. Dehne dich nach dem Aufstehen

Wenn wir nachts schlafen, entspannen sich unsere Muskeln. Nach dem Aufwachen versucht unser Körper deshalb, die entspannten, schlappen Muskeln wieder anzuspannen und wir spüren am Morgen meist ein kurzes Verlangen, uns zu strecken und zu dehnen. Diesem Verlangen sollten wir viel ausgiebiger nachkommen, denn gut gedehnte Muskeln und Gelenke unterstützen eine gute Durchblutung im ganzen Körper und stabilisieren den Kreislauf.

Wer sich morgens mindestens fünf Minuten dehnt, verbessert seine Beweglichkeit, beugt Verspannungen vor, wird wacher, leistungsfähiger und sorgt für eine Ausschüttung von Serotonin und Dopamin, die dafür sorgen, dass wir gut gelaunt und tatkräftig in den Tag starten.

AUF EINEN BLICK: DAS BRINGT DIR DIESES HEALTHY HABIT
Dehnung am Morgen verbessert die Beweglichkeit, stabilisiert den Kreislauf, steigert die Leistungsfähigkeit und die Laune.

So klappt es:
- **Wichtig:** Achte auf deine körperlichen Voraussetzungen und mache nur Übungen, die dir guttun, im Zweifel frage bei deinem Arzt oder deiner Ärztin nach, welche Dehnübungen zu dir passen.
- Beginne direkt im Bett liegend, dich ausgiebig zu strecken und zu rekeln.
- Komme langsam zum Stehen und strecke dich auf den Zehenspitzen mit deinen Fingerspitzen Richtung Himmel.
- Dehne dich vorsichtig zu jeder Seite, nach vorne und nach hinten.
- Berühre im Stehen mit geraden Beinen mit deinen Fingern oder Handflächen wiederholt den Boden.
- Für Geübte: Mache mehrmals einen Katzenbuckel.

24. Bleibe aktiv und nimm die Treppe

Treppensteigen ist das perfekte Ganzkörpertraining für zwischendurch. Dabei stärkst du dein Herz-Kreislauf-System, deinen Rücken und die gesamte Körpermuskulatur (besonders Po-, Oberschenkel- und Wadenmuskulatur). Wenn du täglich mindestens zweimal 200 Stufen läufst (mindestens fünfmal die Woche), verbessert sich deine Fitness. Der Leitsatz „Nimm die Treppe" gilt einfach immer, wenn du die Wahl zwischen Treppe und Aufzug bzw. Rolltreppe hast. Egal, ob in der U-Bahn, im Büro oder beim Weg aus der Tiefgarage.

Die Entscheidung für die Treppe kostet dich meist nicht einmal mehr Zeit, weil du so nicht auf den Aufzug warten musst und gerade, wenn es nur um wenige Stockwerke geht, bist du zu Fuß sogar schneller am Ziel.

AUF EINEN BLICK: DAS BRINGT DIR DIESES HEALTHY HABIT
Regelmäßiges Treppensteigen stärkt das Herz-Kreislauf-System und die gesamte Körpermuskulatur, es senkt den Blutdruck und den Körperfettanteil.

So klappt es:
- Achte darauf, wann du in deinem Alltag die Wahl zwischen Rolltreppe bzw. Aufzug und Treppe hast. Manchmal ist die Treppe etwas versteckter und fällt nicht sofort auf. So hat z. B. jedes Kaufhaus und jede Tiefgarage eine Treppe, auch wenn sie nicht sofort sichtbar ist.
- Gewöhne dir gerade bei Wegen, die du jeden Tag im Aufzug oder auf der Rolltreppe zurücklegst, die Treppe als bewusste Alternative an. Nach einiger Zeit hast du dich dann daran gewöhnt und wählst automatisch die gesündere Alternative.
- Geübte können mehrere Stufen auf einmal nehmen, eine Etage sprinten oder die Knie beim Laufen anziehen.

25. Stelle dich auf die Zehenspitzen und stärke deine Füße

Unsere Füße werden im Alltag oft wenig beachtet, dabei sind sie so wichtig für uns. Nur dank ihnen können wir gehen und laufen und jeden Tag tragen sie unser ganzes Körpergewicht von einem Ort zum anderen. Viele Schuhe pressen unsere Füße in eine Zwangshaltung, die ihnen eigentlich gar nicht guttut. Nicht nur, dass die Fußmuskeln verkümmern, unsere Beine und auch unser restlicher Körper werden dadurch ungünstig belastet. Wir stehen weniger fest und sicher und Fehlhaltungen bzw. Haltungsschäden in Wirbelsäule und Hüfte können gefördert werden. Gerade die Abrollbewegung des Fußes sollte trainiert werden, so können Stöße, die beim Gehen und Laufen entstehen, besser abgefangen werden, was wiederum die Belastung für Hüfte und Wirbelsäule deutlich reduziert.

AUF EINEN BLICK: DAS BRINGT DIR DIESES HEALTHY HABIT
Starke Füße können Belastungen und Folgeschäden für Hüfte und Wirbelsäule deutlich reduzieren.

So klappt es:

- Stelle dich hüftbreit auf deine Fußballen und senke deine Fersen langsam wieder Richtung Boden ab. Dann kommst du wieder auf die Fußballen. Du kannst dich dabei – falls nötig – an einer Stuhllehne festhalten. Wiederhole die Übung einige Male. Die Übung stärkt die Fuß- und Venenmuskulatur.
- Für Fortgeschrittene: Mache diese Übung im Einbeinstand.
- Führe diese Übung regelmäßig, z. B. beim Telefonieren, Zähneputzen, Händewaschen, Kochen oder Warten, durch.
- Gehe öfter barfuß und/oder auf Zehenspitzen.

26. Trainiere kurz und intensiv

Beim Training kann Intensität die Dauer schlagen. So können schon fünf, sechs oder sieben Minuten hochintensives Training Muskeln und Herz so herausfordern, dass ein Trainingseffekt erreicht wird, wie sonst nach sechs Stunden gemütlicher Bewegung. Schon bei 15 bis 20 Minuten intensivem Training pro Woche wird Untersuchungen zufolge das Risiko für Herzinfarkt, Schlaganfall und Krebserkrankungen deutlich reduziert. Wichtig ist, dass die Bewegung so intensiv ist, dass man sich dabei nicht mehr unterhalten kann und ins Schwitzen kommt.

Bei regelmäßigen kurzen hohen Belastungen fängt das Herz an, neue Gefäße zu bilden und seine Leistungsfähigkeit zu steigern. So kann sich schon nach einigen Wochen der Ruhepuls verlangsamen, da das stärkere Herz mehr Sauerstoff im Körper verteilen kann.

AUF EINEN BLICK: DAS BRINGT DIR DIESES HEALTHY HABIT
Kurzes intensives Training stärkt deine Muskeln und dein Herz und schützt vor Herzinfarkt, Schlaganfall und Krebserkrankungen.

So klappt es:
- **Wichtig:** Beginne nur im gesunden Zustand mit intensiven Trainingseinheiten. Gesundheitlich angeschlagene oder Menschen über 35 Jahre müssen dringend vorher mit ihrem Arzt oder ihrer Ärztin darüber sprechen.
- Baue kleine intensive Bewegung in deinen Alltag ein, wie z. B. zweimal am Tag fünf Stockwerke zügig hochgehen.
- Mache einige Minuten Hampelmänner, Liegestützen usw.
- Führe mehrmals in der Woche hochintensives Intervalltraining (HIIT) durch (passende Trainingsabläufe findest du in Kursen, Videos im Internet oder Apps).

27. Stehe auf einem Bein und bleibe stabil

Auf einem Bein zu stehen fördert unsere Koordination, unseren Gleichgewichtssinn, unsere Beckenstabilität und kräftigt die Bein-muskulatur. Studien zeigen, dass sich die Fähigkeit, sicher auf einem Bein zu stehen, positiv auf die Gesundheit im Alter auswirken kann: Wer keine zehn Sekunden auf einem Bein schafft, hat ein fast doppelt so hohes Risiko, in den nächsten zehn Jahren zu sterben. Aber es kann dennoch gezeigt werden, dass sich die Fähigkeit, auf einem Bein zu stehen, auch im hohen Alter durch Training noch deutlich verbessern lässt.

Deshalb lohnt es sich, den Einbeinstand immer wieder in das eigene Leben zu integrieren. Es wird sogar empfohlen, wenn auf einem Bein zu stehen gut klappt, mit geschlossenen Augen zu üben, da so das Gleichgewicht nicht mehr mit den Augen bzw. dem Blick unterstützt werden kann und das Training so noch intensiver ist.

AUF EINEN BLICK: DAS BRINGT DIR DIESES HEALTHY HABIT
Jeden Tag mindestens eine Minute auf je einem Bein zu stehen fördert deine Koordination und kräftigt deine Beinmuskeln, zudem steigt mit der Fähigkeit, auf einem Bein stehen zu können, deine Lebenserwartung.

So klappt es:
- Verbinde deinen täglichen Einbeinstand mit anderen Tätigkeiten, die du regelmäßig durchführst, dann verlierst du dabei keine Zeit und erinnerst dich besser daran – wie z. B. beim Telefonieren, Warten, bis das Wasser kocht oder der Kaffee fertig ist, oder beim Zähneputzen.
- Steigere die Dauer deines Einbeinstands, wenn möglich, und versuche es auch mit geschlossenen Augen.

28. Stärke deinen Beckenboden

Der Beckenboden ist ein Muskel, den wir meist erst dann wahrnehmen, wenn er schwach wird und Probleme wie Inkontinenz, z. B. beim Lachen, Husten oder Springen, verursacht. Die Beckenbodenmuskulatur wird neben Geburten oder Hormonveränderungen auch durch Bewegungsmangel stark geschwächt, deshalb sollten sowohl Frauen als auch Männer schon vorbeugend ihren Beckenboden täglich für ein paar Minuten gezielt trainieren. Ein Beckenbodentraining verbessert die Körperhaltung und -wahrnehmung und schützt vor Blasen- und Darmschwäche. Bei Männern helfen die Übungen zusätzlich bei Potenzproblemen oder nach Operationen an der Prostata.

AUF EINEN BLICK: DAS BRINGT DIR DIESES HEALTHY HABIT
Gezieltes Training stärkt deinen Beckenboden und wirkt so vorbeugend vor Inkontinenz oder Darmschwäche.

So klappt es:

- Spanne bewusst deinen Beckenboden an und ziehe die Muskulatur langsam immer weiter nach oben. Halte oben ein paar Atemzüge an und lasse die Muskeln dann wieder langsam nach unten sinken.
- Gewöhne dir an, diese Übung bei Wartezeiten z. B. an der Fußgängerampel, an der Bushaltestelle oder an der Supermarktkasse durchzuführen.
- Spanne auch regelmäßig im aufrechten Sitzen, z. B. beim Autofahren an der Ampel oder im Stau, beim Arbeiten oder beim Fernsehen, deinen Beckenboden an.
- Spanne deinen Beckenboden an, bevor du schwere Gegenstände anhebst.

29. Balanciere auf einer Linie und trainiere dein Gleichgewicht

Kinder balancieren gerne auf Linien am Boden, Markierungen oder Mauervorsprüngen. Aber auch im Erwachsenenalter ist es wichtig, immer wieder kleine Balanceübungen zu machen, denn ein gutes Gleichgewicht kann die Lern- und Denkfähigkeit unterstützen. Außerdem unterstützt körperliche Balance auch das innere seelische Gleichgewicht. Balancierübungen stärken die Fuß- und Beinmuskulatur, aktivieren die Tiefenmuskulatur und verbessern Körperhaltung und Koordination. Balanciert werden kann ganz unkompliziert auf einer Linie auf dem Boden, mehr wird nicht benötigt.

AUF EINEN BLICK: DAS BRINGT DIR DIESES HEALTHY HABIT
Ein Gleichgewichtstraining stärkt die Fuß- und Beinmuskulatur und lässt dich auch innerlich in die Balance kommen.

So klappt es:
- Versuche, eine bestimmte Strecke auf einer Linie am Boden langsam zurückzulegen, ohne die Linie zu verlassen.
- Versuche, die Strecke nur auf Zehenspitzen zurückzulegen.
- Stelle beide Füße direkt hintereinander und verteile dein Gewicht gleichmäßig auf beide Füße. Probiere nun, möglichst lange so stehen zu bleiben. Wenn das gut klappt, versuche, die Augen zu schließen und so lange wie möglich auszuhalten.
- Übe, auf einem Bein zu stehen. Wenn das richtig gut klappt, versuche auch hier, die Augen zu schließen.
- Wer ein richtig gutes Gleichgewicht hat, kann auch das Gehen auf einer Slackline ausprobieren.

30. Gehe in die Knie, wenn du dich bückst

Rund 80 Prozent der Erwachsenen in Deutschland leiden immer wieder an Rückenbeschwerden. Heben und Tragen kann unseren Rücken zusätzlich belasten. Um das Aufheben vom Boden so rückenschonend wie möglich zu gestalten, ist es wichtig, dabei in die Knie zu gehen. So kann der Rücken (relativ) gerade bleiben und geschont werden. Wenn wir in die Knie gehen, wenn wir etwas aufheben wollen oder uns bücken, können wir die Kraft der Beinmuskeln nutzen. Zusätzlich können wir noch bewusst unsere Bauchmuskeln anspannen, wenn wir etwas heben oder tragen, das entlastet ebenfalls unseren Rücken.

AUF EINEN BLICK: DAS BRINGT DIR DIESES HEALTHY HABIT
Beim Bücken in die Knie zu gehen, entlastet und schont deinen Rücken bzw. deine Wirbelsäule.

So klappt es:
- Beim gesunden Bücken stehen die Beine hüftbreit auseinander, der Rücken ist durchgestreckt, die Fersen bleiben fest am Boden, während die Knie gebeugt werden.
- Mache dir bewusst, wann du im Alltag regelmäßig etwas aufhebst oder dich bücken musst. Versuche z.B., beim Ein- oder Ausräumen von Spülmaschine oder Waschmaschine, beim Schuhe anziehen oder beim Einkaufstaschentragen, ganz bewusst auf deine Haltung zu achten und in die Knie zu gehen, um deinen Rücken zu entlasten.
- Falls du schwere Sachen tragen musst, trage sie eng am Körper bzw. verteile die Lasten an beiden Körperseiten, wie z.B. Einkaufstaschen, Getränkekisten usw.

31. Steige eine Station früher aus und bewege dich mehr

Dass unser Körper viel Bewegung braucht, wissen wir alle. Unsere Bewegungszeiten zu steigern, nehmen sich die meisten von uns auch regelmäßig vor, nur an der Umsetzung hapert es dann oft. Manchmal hilft es, wenn wir uns im Alltag etwas austricksen, um zu mehr Bewegung zu kommen. Eine einfache Möglichkeit, um mehr Bewegung in den Alltag zu integrieren, ist das Gehen: Wenn wir einfach eine Haltestelle früher aussteigen und den Rest des Weges gehen oder mit dem Auto etwas weiter weg parken und dann etwas weiter zur Arbeit gehen.

Wir werden merken, dass es uns guttut, uns zu bewegen und so auch z. B. nach der Arbeit den Kopf freizubekommen. Unser Körper ist darauf ausgelegt, längere Strecken am Tag zu Fuß zurücklegen zu können. Diese Art von Bewegung ist für uns einfach möglich und hat viele positive Auswirkungen. So können Studien zeigen, dass sich das Risiko, früh zu sterben, nach zehn Jahren um die Hälfte reduzierte, wenn Menschen ihre Schrittzahl von 4.000 auf 8.000 erhöhten.

AUF EINEN BLICK: DAS BRINGT DIR DIESES HEALTHY HABIT
Wenn du deine Bewegungszeit pro Tag erhöhst, verbesserst du deine allgemeine körperliche und psychische Gesundheit.

So klappt es:
- Steige regelmäßig eine Station früher aus oder parke weiter weg, um wie nebenbei mehr Bewegung in deinen Alltag zu integrieren.
- Gehe, wenn möglich, kleinere Strecken, die du sonst mit dem Auto zurücklegst, ganz zu Fuß, wie z. B. zur Post, zur Bank, zu Freund*innen oder zum Einkaufen.

32. Tanze dich fit und glücklich

Die meisten von uns verbringen viel zu viel Zeit im Sitzen und sind zu wenig körperlich aktiv. Eine tolle Möglichkeit, sich zu bewegen, ist Tanzen. Tanzen geht in den eigenen vier Wänden, bei jedem Wetter, allein oder gemeinsam – so, wie wir gerade wollen. Wir können uns bei Tanzen abreagieren und den Alltagsstress loswerden. Während des Tanzens werden „Glückshormone" ausgeschüttet und unsere Stimmung und unser Wohlbefinden steigen. Nach dem Tanzen sind wir ausgeglichener und entspannter. Tanzen unterstützt unser Herz-Kreislauf-System, unsere Atmung, Koordination und Körperwahrnehmung. Sogar die geistige Fitness profitiert von regelmäßigen Tanzeinlagen.

Getanzt werden kann in jedem Alter und zu jeder Art von Musik. Auch im hohen Alter fördert Tanzen die Bildung neuer Nervenzellen, so lässt sich das Demenzrisiko um 20 Prozent (in einer Studie sogar um 76 Prozent) reduzieren. Bei schon bestehender Demenz kann durch Tanzen der Verlauf positiv beeinflusst werden.

AUF EINEN BLICK: DAS BRINGT DIR DIESES HEALTHY HABIT
Tanzen ist gut für deine körperliche und geistige Fitness, es entspannt, beruhigt und macht glücklich.

So klappt es:
- Mache dir am Morgen oder am Abend deine Lieblingsmusik an und tanze zehn Minuten dazu durch die Wohnung.
- Vielleicht möchtest du mit deinem Partner/deiner Partnerin oder deinen Kindern gemeinsam tanzen? Jede*r darf abwechselnd ein Lied aussuchen.
- Lasse dich im Internet inspirieren. Es gibt zahlreiche Tanzvideos, mit denen du neue Schritte und Bewegungsabläufe lernen oder sogar mittanzen kannst.

33. Zähle deine Schritte und bewege dich viel

Die Empfehlung, 10.000 Schritten am Tag zu gehen, hat bestimmt jede*r schon einmal gehört. Ursprünglich wurde diese Richtlinie einfach nur aus dem Namen des ersten in Japan entwickelten Schrittzählers angeleitet. Inzwischen konnte aber gezeigt werden, dass alles über 7.500 Schritten täglich tatsächlich sehr gut für unsere Gesundheit ist. Im Durchschnitt laufen wir aber nur 5.000 Schritten. Büroangestellte schaffen oft sogar nur 1.500, Briefträger*innen hingegen etwa 18.000 Schritte am Tag.

Die eigenen Schritte zu zählen, hilft, bewusst wahrzunehmen, wie viel wir uns tatsächlich täglich bewegen, und kann ein guter Einstieg sein, mehr Bewegung in unser Leben zu integrieren.

Starte am besten mit 3.000 Schritten mehr am Tag, denn allein schon diese kleine Steigerung wirkt sich positiv auf Cholesterinwerte, Blutdruck und die selbstempfundene Lebensqualität (wie Stimmung und Zufriedenheit) aus. Für 3.000 zusätzliche Schritte müssen wir ca. 30 Minuten am Tag aktiv sein.

AUF EINEN BLICK: DAS BRINGT DIR DIESES HEALTHY HABIT
Schon 3.000 zusätzliche Schritte pro Tag können sich positiv auf deine Gesundheit und Stimmung auswirken.

So klappt es:
- Nutze einen Schrittzähler (viele Handys können das auch).
- Integriere einen Spaziergang in deine Mittagspause.
- Lege kurze (oder längere) Strecken zu Fuß statt mit dem Bus oder Auto zurück. Parke das Auto etwas weiter weg oder steige eine Busstation früher aus und gehe den Rest zu Fuß.
- Verabrede dich zu aktiven Treffen, wie zum Spazierengehen.
- Sammle Schritte, indem du tanzt, ob zu Hause oder in der Disco.

34. Achte auf eine gute Körperhaltung

Hand aufs Herz, wie sitzt du gerade? Mit aufrechtem Rücken und guter Körperhaltung oder zusammengefallen, in einen Stuhl gemümmelt? Eine aufrechte Körperhaltung ist wichtig für unser Selbstbewusstsein, unsere Präsenz und unsere Stimmung. Sie schützt unsere Wirbelsäule vor Verschleiß und wirkt auf unsere Körperwahrnehmung. Wir können so besser wahrnehmen, wie es uns wirklich geht, welche Bewegungen wie ablaufen und bemerken so z. B. Anspannungen, bevor sie zu schmerzhaften Verspannungen werden.

Ursachen für eine schlechte Körperhaltung sind zu wenig Bewegung, eine zu schwache Rumpfmuskulatur und zu langes Sitzen. Auch die Handynutzung tut unserer Haltung nicht gut: Die Schultern fallen nach vorne und die Wirbelsäule krümmt sich nach vorne. Eine aufrechte Haltung sorgt zudem für eine vollere Atmung und eine stärkere Stimme und fördert eine gute Verdauung, da die inneren Organe mehr Platz für ihre Arbeit haben.

AUF EINEN BLICK: DAS BRINGT DIR DIESES HEALTHY HABIT
Tagsüber immer mal wieder die eigene Haltung aufzurichten, reduziert körperliche Beschwerden und steigert dein Selbstbewusstsein und deine Stimmung.

So klappt es:
- Achte darauf, dass dein Brustbein leicht angehoben ist und deine Schultern locker, leicht nach hinten unten zeigen.
- Stehe oder sitze jede Stunde fünf Minuten ganz bewusst gerade.
- Justiere deinen Bildschirm (Oberkante Bildschirm und Augenbrauen sind auf einer Höhe).
- Nimm mehrmals täglich wahr, wie du sitzt: wie eine Brezel oder ein Baguette? Und richte dich dann zum Baguette auf.

35. Stärke deine Muskeln, um fit zu bleiben

Ab etwa 30 Jahren baut sich unsere Muskelmasse rund einem Prozent pro Jahr ab. Mit zunehmendem Alter fällt es dem Körper immer schwerer, Muskeln aufzubauen. Da sich der Stoffwechsel der Muskelzellen verändert, wird die Muskulatur langsamer aufgebaut und mehr Fett eingelagert. Wird nicht aktiv dagegen gesteuert, gehen so bis zum 80. Lebensjahr zwischen 30 und 50 Prozent an Muskelmasse verloren. Die Weltgesundheitsorganisation empfiehlt deshalb an mindestens zwei Tagen pro Woche ein Krafttraining für alle wichtigen Muskelgruppen.

Regelmäßiges Krafttraining von etwa 30 Minuten baut nicht nur Muskeln auf, sondern senkt das Risiko, an Bluthochdruck, verschiedenen Krebsarten oder Demenz zu erkranken. Muskeltraining verlängert die allgemeine Lebenserwartung und erhöht die Lebensqualität und die Selbstständigkeit im Alter. Geeignete Kraftübungen für zu Hause sind z. B. Liegestütz, Kniebeugen und das Training mit Gewichten oder Fitnessbändern. Der Muskelaufbau kann durch die ausreichende Zufuhr von eiweißhaltiger Nahrung unterstützt werden. Proteinreiche Lebensmittel sind z. B. Hülsenfrüchte, Milchprodukte, Eier, mageres Fleisch oder Fisch.

AUF EINEN BLICK: DAS BRINGT DIR DIESES HEALTHY HABIT
Krafttraining wirkt dem altersbedingten Muskelabbau entgegen und verringert das Risiko für Bluthochdruck oder Demenz.

So klappt es:
- Baue regelmäßige Kraftübungen in deinen Alltag ein, wie Kniebeugen, Liegestütz oder Sit-Ups.
- Stemme z. B. beim Warten oder in einer Arbeitspause im Sitzen mit den Armen deinen Po wiederholt nach oben.

36. Stehe schnell vom Stuhl auf und lebe länger

Um mit ganz einfachen Mitteln herauszufinden, ob Menschen über 50 ausreichend fit sind, wird gerne der sogenannte Stuhl-Aufstehtest durchgeführt. Die Person steht dabei innerhalb von 30 Sekunden so oft auf wie möglich, ohne dabei die Hände zu benutzen. Frauen sollten in dieser Zeit mindestens zwölf, Männer 14 Aufstehbewegungen schaffen. Wer das schafft, hat Wissenschaftler*innen zufolge eine deutlich längere Lebenserwartung. Aber auch, wer noch keine 50 Jahre alt ist, kann von der Stuhl-Aufstehübung profitieren. Denn um von einem Stuhl aufzustehen, werden einige wichtige Muskeln benötigt, die wir viel öfter trainieren sollten, wie z. B. der große, mittlere und kleine Gesäßmuskel.

Diese Übung kann einfach in den Alltag eingebaut werden, unsere Fitness steigern und Muskeln, deren Kraft wir dringend im Alltag benötigen, kräftigen.

AUF EINEN BLICK: DAS BRINGT DIR DIESES HEALTHY HABIT
Mehrmals hintereinander von einem Stuhl aufzustehen, kräftigt deine Gesäßmuskeln und erhöht deine Fitness.

So klappt es:
- Notiere dir, wie viele Wiederholungen du zu Beginn schaffst, und vergleiche diese mit der Anzahl nach einigen Wochen Üben.
- Gewöhne dir an, einige schnelle Wiederholungen einzubauen, z. B. wenn du (allein und zu Hause) vom Essenstisch- und Schreibtischstuhl aufstehst.
- Vielleicht kannst du – wenn du alleine bist – auch im Büro, an der Bushaltestelle oder sogar in der U-Bahn üben?

37. Springe Seil als hüpfendes Ganzkörpertraining

Seilspringen fördert die Ausdauer, die Koordination, das Rhythmusgefühl und den Gleichgewichtssinn und ist deshalb ein effektives Ganzkörpertraining. Zahlreiche Muskelgruppen werden dabei beansprucht, wie die Arm- und Beinmuskeln, aber auch Bauch- und Brustmuskeln und der Beckenboden werden trainiert. Seilspringen verbrennt – je nach Dauer und Intensität – viele Kalorien und kann so beim Abnehmen helfen. Wer seine allgemeine Fitness verbessern möchte, ist schon mit zehn Minuten am Tag dabei. Im Durchschnitt werden ca. 150 Kalorien innerhalb von zehn Minuten verbrannt. Zudem ist es knieschonender als normales Joggen.

AUF EINEN BLICK: DAS BRINGT DIR DIESES HEALTHY HABIT
Seilspringen verbrennt viele Kalorien, stärkt zahlreiche Muskeln und fördert die Ausdauer, die Koordination, das Rhythmusgefühl und den Gleichgewichtssinn.

So klappt es:
- **Wichtig:** Beginne nur im gesunden Zustand mit dem Seilspringen. Gesundheitlich Angeschlagene oder Menschen über 35 Jahre sollten dringend vorher den Rat ihres Arztes oder ihrer Ärztin dazu einholen.
- Trainiere auf einer Gymnastikmatte, wärme dich vorher auf und/ oder trage Sportschuhe mit einem dämpfenden Effekt.
- Hüpfe gerade zu Beginn nicht zu hoch und achte darauf, dass du auf den Fußballen, nicht auf den Fersen landest.
- Fange langsam an und springe zunächst zehnmal eine Minute mit jeweils einer Minute Pause.

Kleiner Zwischenstopp: Finde heraus, welche Bewegung dir guttut

Ziel:
Selbstfürsorge für den eigenen Körper betreiben wollen, innere Motivation für Bewegung aufbauen, (Alltags-)Bewegung genießen.

Wir alle wissen, dass regelmäßige Bewegung gesund und wichtig ist. Zahlreiche Studien können zeigen, dass z. B. nicht der Gewichtsstatus, sondern die tägliche Aktivität im Alltag einen großen Einfluss auf Gesundheit, Lebensqualität und Lebensdauer hat. Trotzdem reicht das Wissen meist nicht aus, damit wir uns ausreichend bewegen und unseren Alltag aktiv verbringen. Jede*r muss für sich selbst herausfinden, warum er/sie sich bewegen will. Wenn du selbst von innen heraus „ja" sagst, hast du die erste Hürde schon gemeistert. (Alltags-)Bewegung wird so frei, von innen heraus, gewählt und kann so – auch von eigentlichen Bewegungsmuffeln – genossen werden.

Aufgabe:
Nimm dir etwas Zeit und überlege mal. Du findest hier einige kleine Denkanstöße, die dir helfen können, deine Motivation zu stärken und aus eigenem Antrieb Bewegung bewusst in deinen Alltag zu integrieren – u. a., um so Selbstfürsorge für den eigenen Körper zu betreiben.

Hier einige Denkanstöße:
- Welche Strecke könntest du öfter zu Fuß gehen?
- Wann fährst du Auto, obwohl du es auch zu Fuß oder mit dem Rad schaffen könntest?
- Wann hast du zuletzt eine neue Sportart/eine neue Form der (Alltags-)Bewegung ausprobiert?
- Warum würdest du dich gerne mehr bewegen?

- Wie fühlst du dich, nachdem du dich bewegt hast/wenn du aktiv warst/wenn du Sport gemacht hast?
- Möchtest du lieber mit anderen oder allein aktiv sein?
- Würdest du dich gerne wohler in deinem Körper fühlen?
- Möchtest du gerne fit, leistungsfähig und gesund sein?
- Was hindert dich an deinem Alltag, dich mehr zu bewegen?
- Welche Veränderungen könntest du selbst vornehmen, um dich ein bisschen mehr zu bewegen?
- Was würde dir helfen, deine Bewegungszeit zu erhöhen?
- Welche Bewegungsziele würdest du gerne erreichen?
- Willst du dich lieber draußen oder drinnen bewegen?
- Möchtest du auch im Alter noch fit und selbstständig sein?
- Erreichst du die von der Weltgesundheitsorganisation (WHO) empfohlenen Bewegungszeit von mindestens 30 Minuten pro Tag? Wenn nicht, woran liegt es, wenn du ganz ehrlich zu dir selbst bist?

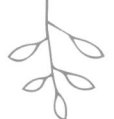

ÜBERLEGUNGEN

- Welches Bewegungsziel habe ich?
- Was hilft mir, dieses Ziel zu erreichen?
- Es gibt viele Möglichkeiten, aktiv(er) zu sein – welche passt zu mir? Spazierengehen, Gartenarbeit, Fahrradfahren, Nordic Walking, Tanzen, Aquagymnastik, Tennis, Wandern, Fitnessstudio, Basketball, Joggen oder Reiten?

Mehr Energie durch gutes Essen: Ideen für gesunde Ernährung

GESUNDE ERNÄHRUNG …

- steigert das Wohlbefinden und die Gesundheit,
- beugt Krankheiten vor bzw. reduziert sie,
- versorgt uns mit Vitaminen, Mineralien und Nährstoffen,
- erleichtert ein gesundes Gewicht,
- verbessert Blutfettwerte (z. B. Cholesterin),
- erhöht die Lebenserwartung,
- verbessert die psychische Gesundheit,
- stärkt das Immunsystem und
- reduziert Müdigkeit und Abgeschlagenheit bzw. gibt mehr Energie.

Eigentlich ist uns allen bekannt, dass eine ausgewogene, zuckerarme, vitamin- und nährstoffreiche Ernährung wichtig und sehr gesundheitsfördernd ist. Dennoch schaffen es die wenigsten von uns, eine solche Ernährung konsequent in ihren Alltag zu integrieren. Große Vorsätze halten wir meist nicht durch oder wissen oft gar nicht, was genau wir am besten ändern sollen und wie. Und dann gibt es da noch den Alltag, der nie so verläuft, wie er geplant war, und in dem doch immer irgendwas dazwischenkommt. Vom ungeplanten Meeting am Mittag, weswegen wir nur schnell etwas vom Bäcker essen können, über die Einladung von Freund*innen zum Grillen bis zur Geburtstagsfeier von Verwandten, die ganz entrüstet wären, wenn wir die selbstgebackene Torte nicht wenigstens probieren würden.

Dabei müssen wir unsere Ernährungsgewohnheiten gar nicht von heute auf morgen komplett umwerfen, um einen Unterschied zu machen. **Gerade in der Ernährung können auch ganz kleine Schritte große Wirkungen erzielen,** die sich direkt, aber eben auch langfristig, positiv auf unseren Körper und unsere Gesundheit auswirken.

Nur drei Stück Schokolade am Tag weniger (also ca. zehn Gramm Zucker) ergeben in einem Jahr auf 3,65 Kilogramm Zucker weniger, ohne dass es uns wirklich einschränkt. Oder dreimal pro Woche Fleisch statt bisher sechsmal werden direkt 156 fleischfreie Tage, was sich wiederum sehr wahrscheinlich in einem niedrigeren Cholesterinspiegel zeigt. Und wenn wir uns (wieder) angewöhnen zu frühstücken, werden wir mit mehr Ausgeglichenheit und Schwung für den Tag belohnt. Das motiviert uns, morgens zuhause etwas zu essen anstatt uns erst am späten Vormittag völlig heißhungrig und schlecht gelaunt ein süßes Stückchen vom Bäcker zu holen – und beugt so auch Übergewicht vor.

Ernährung kann sehr gut stückchenweise verändert werden und dabei große Auswirkungen auf unsere Gesundheit und Zufriedenheit haben.

38. Nutze die Frühstückspower

Es heißt „Das Frühstück ist die wichtigste Mahlzeit des Tages", und das scheint zu stimmen. Denn mit dem Frühstück können wir unsere über Nacht leer gewordenen Energiereserven – fast 50 Prozent der Grundumsatzkalorien verbraucht unser Körper in der Nacht – wieder auffüllen und werden dadurch leistungsfähig, fit und wach.

Studien können zeigen, dass Menschen, die regelmäßig frühstücken, seltener an Übergewicht oder Diabetes leiden, dass sie sich besser konzentrieren können und ausgeglichener sind.

Das ideale Frühstück enthält viele verschiedene Nährstoffe, Vitamine und Mineralien. Getreideprodukte, Milch(ersatz-)produkte und Obst und Gemüse können bunt kombiniert werden. Ob es nun ein Käsevollkornbrot mit Gurkenscheiben und Kräutern oder Haferflocken mit Milch und Obst gibt, ist egal. Das Frühstück soll gut sättigen und dabei nicht zu viel Fett und genügend Eiweiße enthalten.

AUF EINEN BLICK: DAS BRINGT DIR DIESES HEALTHY HABIT
Ein ausgewogenes Frühstück macht dich wach, fit und leistungsfähig, du kannst dich danach besser konzentrieren und bist ausgeglichener.

So klappt es:
- Plane genügend Zeit für ein gesundes Frühstück ein.
- Wenn morgens zeitlich alles etwas enger ist, bereite das Frühstück schon abends vor, z. B. Overnight-Oats oder schon aufgeschnittenes Obst und Gemüse.
- Probiere verschiedene Frühstücksmöglichkeiten aus, wie Grießbrei, belegte Brote, Milchreis, Porridge, Rührei oder Müsli. Versuche auch warme Frühstücksvarianten.

39. Trinke, bevor du durstig bist

Wasser ist (Haupt-)Bestandteil aller Körperflüssigkeiten, der Zellen und spielt eine wichtige Rolle in für Stoffwechselabläufe. Es kann unseren Körper durch Schwitzen abkühlen, Gift- und Abfallstoffe als Urin ausleiten und die Fließeigenschaften des Blutes regulieren.

Kinder haben meist noch kein ausreichendes Durstgefühl und Senior*innen verlieren es wieder. Eine ausreichende Flüssigkeitszufuhr ist jedoch essenziell für eine körperliche und geistige Leistungsfähigkeit. Ein Durstgefühl entsteht normalerweise, wenn der Wasserverlust des Körpers mehr als 0,5 Prozent beträgt. Durst ist demnach ein Alarmsignal des Körpers. Auch wenn sich 0,5 Prozent wenig anhört, können bei 1,5 bis 2 Prozent neben einer verminderten Leistungsfähigkeit auch Muskelkrämpfe, bei drei Prozent Mundtrockenheit und Hautröte und bei fünf Prozent ein vermindertes Blutvolumen entstehen.

Da der Körper Wasser nicht speichern kann, muss über den ganzen Tag verteilt, am besten, bevor ein Durstgefühl auftritt, getrunken werden. Eine erwachsene Person benötigt täglich 35 ml Wasser pro Kilogramm Körpergewicht. Empfohlene Getränke sind Leitungswasser, Mineralwasser und ungesüßte Früchte- und Kräutertees.

AUF EINEN BLICK: DAS BRINGT DIR DIESES HEALTHY HABIT
Ausreichendes Trinken sichert deine körperliche und geistige Leistungsfähigkeit und beugt Muskelkrämpfen vor.

So klappt es:
- Stelle dir immer ein Getränk in Sicht- und Reichweite.
- Schaffe dir eine feste Trinkroutine, z. B. immer direkt nach dem Aufstehen, zu den Mahlzeiten oder beim Heimkommen.
- Nimm dir immer eine kleine Flasche Wasser mit, wenn du z. B. Ausflüge, Spaziergänge oder Erledigungen machst.

40. Für mehr Kraft, iss täglich grünes Gemüse

Dass grünes Gemüse einen schlechten Ruf hat, mag an unserer Kindheit liegen. Die meisten Kinder sind im Alter von ca. zwei bis sechs Jahren recht wählerisch, was Nahrungsmittel angeht. Besonders grünes Gemüse ist in der Zeit nicht gern gesehen, was einfach daran liegt, dass die Evolution uns schützen wollte, damit wir uns bei kleinen Erkundungstouren in der Natur keine giftigen Pflanzen in den Mund stecken: Da diese Pflanzen sehr oft grün und bitter sind, haben viele Kinder eine angeborene Abneigung gegen Grünes und Bitteres.

Dabei gibt es sehr viele grünes Gemüse, das sehr gesund ist. Grünes Blattgemüse, wie Salat, Rucola, Spinat oder Mangold, ist sehr nährstoffreich und enthält Aminosäuren, Kalium, Vitamin A, C und K sowie B-Vitamine, Eisen und Magnesium. Aber auch grünes Fruchtgemüse (Paprika, Gurken, Zucchini) und grünes Zwiebelgemüse (Frühlingszwiebeln, Lauch, Bärlauch) sind sehr gesund. Kreuzblütengemüse wie Grünkohl, Brokkoli oder Wirsing schützen laut Studien etwa doppelt so gut vor Krankheiten wie andere Gemüsesorten.

AUF EINEN BLICK: DAS BRINGT DIR DIESES HEALTHY HABIT
Grünes Gemüse ist sehr vitaminreich und schützt deine Gesundheit besonders gut.

So klappt es:
- Iss täglich drei Portionen Gemüse und zwei Portionen Obst.
- Streue z. B. Kresse oder frische Kräuter auf dein Essen.
- Iss gesunde Snacks, z. B. Gurke oder Paprika mit Dip.
- Mache Salate zum Essen oder als Hauptspeise.
- Koche Rezepte mit viel grünem Gemüse.
- Garniere Sandwiches oder Brote mit grünem Gemüse.

41. Gönne dir eine warme Mahlzeit am Tag

Immer öfter sind wir im Stress und nehmen uns nicht einmal mehr Zeit für ein warmes (Mittag-)Essen. Wir sausen von einem Termin zum nächsten und essen schnell etwas zwischendurch oder nebenbei. Meistens sind das dann belegte Brötchen und Sandwiches – wer es etwas gesundheitsbewusster angehen möchte, greift vielleicht sogar zu einem Salat. Es ist nicht schlimm, wenn wir mal keine warme Mahlzeit am Tag bekommen, aber die Regel sollte es nicht werden.

Eine warme Mahlzeit sättigt besser und beugt späteren Heißhungerattacken vor. Süßigkeiten, Chips und Knabbereien werden so weniger häufig verzehrt. Warmes Essen ist zudem bekömmlicher, denn unsere Verdauung benötigt weniger Energie, wenn das Essen bereits erwärmt im Magen ankommt. Einzelne Nährstoffe sind durch Erhitzen besser verfügbar, wie z. B. das Antioxidant Lycopin von Tomaten. Einige Lebensmittel können auch nur gekocht gegessen werden und würden bei ausschließlich kalter Küche nie auf dem Speiseplan stehen, wie Kartoffeln, Hülsenfrüchte oder Reis.

AUF EINEN BLICK: DAS BRINGT DIR DIESES HEALTHY HABIT
Mindestens eine warme Mahlzeit am Tag sättigt dich langfristig, unterstützt deine Verdauung und erweitert deinen Speiseplan.

So klappt es:
- Starte deinen Tag mit einem warmen Frühstück, hier gibt es viele gesunde Möglichkeiten, wie Porridge, Grießbrei oder Rührei mit Gemüse und Kräutern.
- Plane dir Zeit zum Kochen und warm Essen ein. Möglicherweise hilft es dir, für mehrere Tage vorzukochen.
- Wenn du unterwegs bist, nimm Vorgekochtes bzw. Warmgehaltenes, wie z. B. Suppen, Milchreis, Reissalat, mit.

42. Nutze die Kraft des Vollkorns

Deutsche essen im Jahr durchschnittlich ca. 90 Kilogramm Brot, Brötchen und Gebäck. Weißmehl mit Vollkornmehl zu ersetzen, ist eine einfache Möglichkeit, seiner Gesundheit etwas Gutes zu tun. Denn wer häufiger zu Vollkornbrot, Vollkornbrötchen oder Vollkornnudeln greift, reduziert sein Risiko, an Herz-Kreislauf-Erkrankungen, Darmkrebs oder Typ-2-Diabetes zu erkranken. Außerdem können zahlreiche Studien zeigen, dass die Lebenserwartung steigt, wir wenn Vollkorn statt Weißmehl essen.

Vollkornprodukte wirken deshalb so positiv auf Körper und Darm, weil sie die Randschichten des Korns behalten und dadurch mehr Ballaststoffe, sekundäre Pflanzenstoffe, Zink, Eisen, Magnesium und B-Vitamine als Weißmehlprodukte enthalten.

AUF EINEN BLICK: DAS BRINGT DIR DIESES HEALTHY HABIT
Vollkornprodukte haben viele Ballaststoffe, Nährstoffe und Vitamine, schützen vor Herz-Kreislauf-Erkrankungen, Darmkrebs oder Typ-2-Diabetes und können sogar dein Leben verlängern.

So klappt es:
- **Wichtig:** Trinke ausreichend Wasser, mindestens 1,5 Liter am Tag, denn bei der Umstellung auf Vollkornprodukte können vor allem zu Beginn einer Verstopfungen, Blähungen oder Völlegefühl auftreten. Mit Wasser kann das Vollkorn aufquellen und gut von deinem Körper verarbeitet werden.
- Halte die Augen offen: Meist gibt es zu jedem Produkt auch eine Vollkornalternative. Achte darauf bei deinem Einkauf im Supermarkt oder beim Bäcker.
- Schaue auf die Zutatenliste oder frage nach, denn nicht jedes dunkle Brot ist auch ein Vollkornbrot.

43. Gärtnere dich froh und gesund

Einen Gemüsegarten anzulegen, mag auf den ersten Blick nicht wie ein Healthy Habit klingen, dabei macht ein kleiner Indoor-Garten auf dem Fensterbrett oder auf dem Balkon kaum Arbeit, dafür viel Freude, und kann die Ernährung verbessern.

Selbstangebaute Kräuter oder Gemüse wachsen in gesunder Erde ohne Schadstoffe, können ganz frisch direkt nach der Ernte verzehrt werden und machen während des Wachsens und Gedeihens Freude. In Kübeln, Balkonkästen oder Blumentöpfen können problemlos Karotten, Tomaten, Radieschen, Kohlrabi, Gurken, Basilikum, Petersilie, Schnittlauch usw. angebaut werden. Mehr als einmal säen oder pflanzen an einem sonnigen Ort, regelmäßig gießen und warten ist nicht zu tun. In Innenräumen sind je nach Sorte zwei oder drei Ernten pro Jahr möglich, da die Saison viel länger ist als im Freien.

AUF EINEN BLICK: DAS BRINGT DIR DIESES HEALTHY HABIT
Selbst zu Gärtnern macht Freude und liefert recht einfach preiswertes und gesundes Obst und Gemüse.

So klappt es:
- Achte darauf, dass deine Pflanzen einen sonnigen Standort und die passende Topfgröße haben. Falls du innen gärtnerst, achte darauf, regelmäßig zu lüften und zu gießen.
- Besonders geeignet sind Tomaten, Paprika, Karotten, Radieschen, Rote Beete, Bohnen, Erbsen, Salat, Gurken, Lauch, Kohlrabi, Kürbis, Kresse, Petersilie, Basilikum oder Schnittlauch.
- Du kannst auch Sprossen im Glas ziehen, die müssen nur zweimal am Tag gewässert werden und sind in knapp zehn Tagen essfertig.

44. Gönne deinem Magen Entspannungspausen

Die meisten von uns essen über den Tag verteilt zu viele kleine Zwischenmahlzeiten bzw. Snacks. Dabei benötigt unser Körper zwischen den einzelnen Mahlzeiten genügend lange Pausen, in denen sich der Insulinspiegel absenken kann. Ideal sind vier bis fünf Stunden.

Jede Zwischenmahlzeit führt sonst zu einem erneuten Anstieg des Insulins, was wiederum das Abnehmen bzw. den Fettabbau behindert. Essenspausen helfen demnach, langfristig und entspannt Gewicht zu verlieren bzw. ein gesundes Gewicht zu halten und regen die Stoffwechselaktivität an. Essenspausen regen die Zellregeneration an und unterstützen ein gesundes Mikrobiom im Darm. Bewusste Essenspausen bzw. bewusstes Essen nach den Pausen führen auch zu genussvolleren und gesünderen Mahlzeiten.

AUF EINEN BLICK: DAS BRINGT DIR DIESES HEALTHY HABIT
Essenspausen von vier bis fünf Stunden regulieren deinen Insulinspiegel, helfen, ein gesundes Körpergewicht zu erreichen bzw. zu halten und unterstützen einen gesunden Darm.

So klappt es:
- Gewöhne dir an, zu festen Zeiten zu essen, z.B. um 7, 12 und 18 Uhr. Die letzte Mahlzeit des Tages sollte kleiner ausfallen als Frühstück und Mittagessen.
- Probiere dich durch, welche Mahlzeiten dich langfristig sättigen; Vollkornprodukte, Hülsenfrüchte und Proteine helfen.
- Nimm in den Essenspausen keine Snacks, auch nicht in Form von gesüßten Getränken oder Kaffee zu dir, möglich sind aber Wasser und zuckerfreie Teegetränke.

45. Iss täglich eine Handvoll Nüsse

Die Deutsche Gesellschaft für Ernährung empfiehlt, täglich ca. 25 Gramm (ungefähr eine Handvoll) Nüsse und Mandeln zu essen. Mandeln sind eigentlich Steinfrüchte und keine Nussfrüchte und werden nur im allgemeinen Sprachgebrauch als solche bezeichnet. Nüsse und Mandeln sind zwar kalorienreich, haben aber wichtige Nährstoffe. Sie sind eine gute Quelle für hochwertiges, pflanzliches Eiweiß und enthalten einfach und mehrfach ungesättigte Fettsäuren, B-Vitamine, Vitamin E, Magnesium, Eisen und Calcium.

Werden Nüsse und Mandeln ungesalzen, regelmäßig und nicht zu übermäßig verzehrt, senken sie das Risiko, an koronaren Herzkrankheiten zu erkranken. Der Verzehr von Nüssen und Mandeln wirkt sich positiv auf die Blutfettwerte und den Blutdruck aus. Besonders Walnüsse enthalten viel Omega-3-Fettsäuren und können so Entzündungen minimieren und Krankheiten wie Rheuma positiv beeinflussen.

AUF EINEN BLICK: DAS BRINGT DIR DIESES HEALTHY HABIT
25 Gramm Nüsse pro Tag liefern viele wichtige Nährstoffe. Sie können Cholesterinwerte positiv beeinflussen und das Risiko für Herzkrankheiten reduzieren.

So klappt es:
- Iss Nüsse anstelle von zuckerhaltigen Süßigkeiten oder Knabbereien.
- Verwende Nüsse beim Kochen und Backen oder im Müsli.
- Probiere zuckerfreie Nussaufstriche, wie z. B. Mandel- oder Walnussmus.

46. Kaue jeden Bissen 15- bis 30-mal, um deinen Magen zu entlasten

Wer schnell und hastig isst, mutet seinem Magen eine Menge zu. Dieser muss dann nämlich die Arbeit übernehmen, für die wir uns im Mund keine Zeit nehmen wollten. Er muss die Nahrung mühevoll zerkleinern, aufspalten und verdaulich machen. Das raubt uns Energie und kann Magenschmerzen verursachen. Im Idealfall zerkleinern wir mit ausreichendem Kauen das Essen gut vor und vermischen es dabei ausgiebig mit Speichel. Im Magen bzw. Darm werden dann Eiweiße, Kohlenhydrate und Fette der Nahrung aufgespalten und verdaulich gemacht.

Je besser die Nahrung zerkleinert ist, desto schneller und einfacher kann sie vom Körper weiterverarbeitet werden. Es wird empfohlen, jeden Bissen 15- bis 30-mal zu kauen. Wer länger kaut, isst meist auch weniger, da sich das Sättigungsgefühl erst nach etwa 15 Minuten einstellt. Außerdem hat längeres Kauen einen Einfluss darauf, was man isst bzw. wie es schmeckt: Stark verarbeitete Lebensmittel werden durch längeres Kauen geschmacklich schlechter, natürliche Lebensmittel wie Obst oder Gemüse hingegen immer intensiver.

AUF EINEN BLICK: DAS BRINGT DIR DIESES HEALTHY HABIT
Ausreichendes Kauen entschleunigt, beugt Verdauungsproblemen vor und fördert den (bewussten) Genuss von Lebensmitteln.

So klappt es:
- Nimm kleine Bissen und kaue jeden bewusst 15- bis 30-mal.
- Versuche als Anfänger*in, nicht das ganze Essen, sondern einige Bissen (z. B. zehn Bissen) gerade zu Beginn des Essens ausgiebig zu kauen und zu genießen.
- Iss ohne Ablenkung von Medien, das gibt dir mehr Ruhe.

47. Iss heimisches Superfood und greife zum Apfel

Im Englischen gibt es das Sprichwort „An apple a day keeps the doctor away" („Ein Apfel am Tag hält den Arzt fern"), das tatsächlich recht treffend ist. Äpfel sind kalorienarm und enthalten viele wichtige Inhaltsstoffe wie Vitamine, Mineralstoffe und Spurenelemente. Äpfel helfen bei der Gewichtsabnahme, sind gut zur Darmgesundheit und können den Cholesterinspiegel senken. In Studien konnte gezeigt werden, dass ein täglicher Apfel das Risiko von tödlichen Schlaganfällen und Herzinfarkten deutlich senkt.

Der Nährstoffgehalt variiert je nach Apfelsorte und Lagerung. Alte Sorten haben besonders viele Antioxidantien und Vitamine zu bieten. Da sich der Großteil der Vitamine und Nährstoffe direkt unter der Schale befindet, sollten Äpfel am besten gründlich gewaschen und ungeschält gegessen werden. Um Pestizidrückständen vorzubeugen, empfehlen sich Bioäpfel. Außerdem gilt die Faustregel, dass rote Apfelsorten meist deutlich mehr Vitamine enthalten als grüne.

AUF EINEN BLICK: DAS BRINGT DIR DIESES HEALTHY HABIT
Ein täglicher, ungeschälter Apfel senkt den Cholesterinspiegel, stärkt den Darm und minimiert das Risiko von tödlichen Schlaganfällen und Herzinfarkten.

So klappt es:

- Ein Apfel kann hervorragend jederzeit als kleiner Zwischensnack gegessen werden.
- Ein Apfel kann zudem in vielen verschiedenen Formen, z. B. als Salatbeigabe, im Müsli, als Apfelmus oder auch mal als Bratapfel gegessen werden, wobei die meisten Vitamine und Nährstoffe in der nicht weiterverarbeiteten, rohen Frucht stecken.

48. Schütze deinen Darm mit einem Löffel Weizenkleie

Weizenkleie gehört zu den Nahrungsmitteln, die lange Zeit und völlig zu Unrecht unterschätzt wurden. Früher wurde sie nur als Futtermittel für Pferde und Schweine verwendet, heute kennt man zum Glück ihre Vorzüge. Studien konnten zeigen, dass regelmäßig schon ein Löffel Weizenkleie am Tag – z.B. direkt in das Frühstücksmüsli gemischt – das Darmkrebsrisiko um bis zu 40 Prozent senkt. Zudem enthält Weizenkleie wertvolle Ballaststoffe, Mineralien und Vitamine, wie Magnesium, Eisen, B-Vitamine und Zink. Da sie so ballaststoffreich ist, hilft Weizenkleie außerdem bei einer schlechten Verdauung oder bei Verstopfung. Sind es bei Haferflocken acht Gramm Ballaststoffe auf 100 Gramm, so sind es bei Weizenkleie ganze 45 Gramm. Zudem hilft Weizenkleie, den Blutzuckerspiegel auf niedrigem Niveau zu halten und hält lange satt.

AUF EINEN BLICK: DAS BRINGT DIR DIESES HEALTHY HABIT
Schon ein Löffel Weizenkleie täglich senkt das Darmkrebsrisiko und liefert dir viele wichtige Vitamine und Mineralstoffe.

So klappt es:
- **Wichtig:** Trinke ausreichend, wenn du Weizenkleie isst (mindestens zwei Liter Wasser täglich) und verwende gerade zu Beginn Weizenkleie erst einmal sparsam, damit sich dein Körper daran gewöhnen kann.
- Weizenkleie kann in viele Lebensmittel und Gerichte wie Müsli, Porridge, Suppen und Smoothies gemischt werden.
- Glutenfreie Alternativen sind z.B. Flohsamen, Leinsamen, Reiskleie oder Maiskleie.

49. Iss nicht mehr als 25 Gramm Zucker pro Tag

Zucker ist allgegenwärtig, 80 Prozent der industriell hergestellten Nahrungsmittel ist er zugesetzt – nicht nur Kinderlebensmitteln, Müslis, Fruchtaufstrichen, sondern auch Lebensmitteln, wo man es nicht erwarten würde, wie z. B. Essiggurken, Salatdressings, Fruchtjoghurts oder Gewürzmischungen. Zum einen sollen so Haltbarkeit und Textur und zum anderen der Geschmack „verbessert" werden. Dabei ist Zucker im hohen Dauerkonsum problematisch für den menschlichen Körper. Nicht nur die Entstehung von Karies, sondern auch das Risiko, an Herz-Kreislauf-Erkrankungen, Übergewicht, Typ-2-Diabetes oder Demenz zu erkranken, wird dadurch deutlich erhöht.

Die Weltgesundheitsorganisation empfiehlt deshalb, täglich nicht mehr als 25 bis höchstens 50 Gramm freien Zucker zu sich zu nehmen. Die Menge hört sich nach viel an, ist aber meist schon in einem Becher Fruchtjoghurt zugesetzt.

AUF EINEN BLICK: DAS BRINGT DIR DIESES HEALTHY HABIT
Ein niedriger Zuckerkonsum verringert das Risiko, z. B. an Herz-Kreislauf-Erkrankungen, Übergewicht, Typ-2-Diabetes oder Demenz zu erkranken.

So klappt es:
- Beachte die Zutatenliste auf Lebensmitteln: hier steht, wie viel Zucker in 100 Gramm enthalten ist.
- Strecke zuckerreiche Lebensmittel wie Fertigmüsli mit reinen Haferflocken oder Saft mit Wasser zu einer Schorle.
- Reduziere gesüßte Getränke, Fertigessen und Snacks.
- Wenn du Süßigkeiten isst, achte auf kleine Portionen.

50. Koche gesünder und verwende Pflanzenöl statt Fett

Fette sind bei Raumtemperatur fest, wie z. B. Butter. Öle hingegen sind flüssig und enthalten meist einen deutlich höheren Anteil an gesundheitsförderlichen, mehrfach ungesättigten Fettsäuren. Studien zeigen: Wer täglich fünf Prozent seiner Energie durch ungesättigte Fettsäuren statt durch tierisches Fett aufnimmt, hat ein 30 Prozent niedrigeres Herzinfarktrisiko.

Pflanzliche Fette enthalten generell kein Cholesterin, dafür meist viel Vitamin E und deutlich weniger gesättigte Fettsäuren. Besonders viel ungesättigte Fettsäuren sind in Lein-, Walnuss- und Rapsöl zu finden. Weitere gute pflanzliche Öle sind Olivenöl und Avocadoöl. Sonnenblumen- und Distelöl hingegen beinhalten viele Omega-6-Fettsäuren, welche bei einem Dauerkonsum sogar Entzündungen fördern können.

AUF EINEN BLICK: DAS BRINGT DIR DIESES HEALTHY HABIT
Gute Pflanzenöle wie Lein-, Oliven- oder Walnussöl senken deinen Cholesterinspiegel und wirken entzündungshemmend.

So klappt es:
- Verwende hochwertige Margarine statt Butter.
- Ersetze beim Anbraten Butter oder Butterschmalz durch pflanzliche Öle, die hoch erhitzt werden dürfen.
- Nutze z. B. im Salat Oliven- und Rapsöl statt Sonnenblumen- oder Distelöl.

51. Trinke täglich ein Glas Wasser mehr

Ein Drittel der in Deutschland lebenden Menschen trinkt zu wenig. Das Bundesministerium für Ernährung empfiehlt Erwachsenen, mindestens 1,5 Liter Wasser am Tag zu trinken. Und das ist nur der Basisbedarf; wenn es warm ist und wir schwitzen, wenn wir uns körperlich anstrengen, wenn wir viel singen, sprechen oder schreien, benötigen wir deutlich mehr Wasser. Menschen können keine Reserven speichern und verlieren täglich über Harn, Atem und Haut viel Wasser – ungefähr 2,5 Liter am Tag. Ungefähr einen Liter Flüssigkeit können wir über die Nahrung aufnehmen, den Rest müssen wir über Getränke nachfüllen.

Wer zu wenig trinkt, riskiert zunächst Einbußen der Leistungsfähigkeit und Kopfschmerzen, dann Schwindel und Kreislaufprobleme bis hin zum Kollaps. Da wir Wasser verlieren, sollten wir auch Wasser nachfüllen, nur so können alle Organe richtig arbeiten. Die besten Getränke sind daher Leitungswasser, Mineralwasser sowie ungesüßte Früchte- und Kräutertees. Wer ausreichend Wasser trinkt, kann Müdigkeit, Erschöpfung und Konzentrationsproblemen entgegenwirken, seine Verdauung unterstützen und seinen Nieren helfen, Schadstoffe aus dem Körper zu filtern.

AUF EINEN BLICK: DAS BRINGT DIR DIESES HEALTHY HABIT
Ausreichender Wasserkonsum hilft dir, Müdigkeit und Konzentrationsproblemen vorzubeugen und allgemein gesund zu bleiben

So klappt es:
- Stelle dir immer etwas zu trinken in Sicht- und Reichweite.
- Erinnere dich mit einem Timer alle 30 Minuten, etwas zu trinken; am besten füllst du eine 1,5-Liter-Flasche und versuchst, sie über den Tag hinweg zu leeren. Starte mit einem Glas Wasser mehr.
- Nimm dir wenn du unterwegs bist immer etwas zu trinken mit.

52. Wenn überhaupt, dann snacke Gesundes

Die meisten Snacks, die wir tagsüber zwischendurch essen, wie Schoko- oder Müsliriegel, sind kohlenhydratreich. Diese Zwischenmahlzeiten halten uns nicht lange satt und haben trotzdem viele Kalorien. Solche stärkereichen Snacks können laut Studien das Risiko für Herz-Kreislauf-Erkrankungen um bis zu 57 Prozent erhöhen. Gesunde Zwischenmahlzeiten sind Obst und Gemüse, Salate, ungesalzene Nüsse oder belegte Vollkornbrote.

Wichtig ist es, überhaupt einmal bewusst wahrzunehmen, was man den ganzen Tag über alles isst, denn viele Menschen nehmen Snacks gar nicht mehr wirklich wahr. Im Durchschnitt wird schon 90 Minuten nach der letzten Hauptmahlzeit wieder eine Kleinigkeit gegessen, obwohl noch gar kein Hungergefühl besteht.

AUF EINEN BLICK: DAS BRINGT DIR DIESES HEALTHY HABIT
Gesunde Zwischensnacks liefern verlässlich Energie und haben deutlich weniger Kalorien als ungesunde Snacks.

So klappt es:
- Packe dir verzehrfertige, gesunde Snacks, wie (aufgeschnittenes) Obst und Gemüse, belegte Vollkornbrote oder Nüsse, für die Arbeit oder für unterwegs ein.
- Falls du mal nichts dabeihast und unterwegs bist: Es gibt auch gesunde Zwischensnacks in Supermärkten oder Bäckereien zu kaufen, z. B. Wraps, Obstsalate oder belegte Vollkornbrötchen.
- Achte auf dein Essensverhalten vor dem Fernseher, hier werden besonders gerne viele ungesunde Snacks gegessen.

53. Erlebe Unbekanntes und probiere ein neues Rezept

„Was der Bauer nicht kennt, das isst er nicht" – ein Sprichwort, das auf viele von uns zutrifft. Einige Gerichte und Lebensmittel, die wir meist seit der Kindheit kennen, kochen bzw. essen wir sehr häufig, offen für Neues sind wir meist selten. Dabei gibt es viele Lebensmittel und Gerichte, die wir mögen würden, wenn wir sie nur kennen und in unser Ess- bzw. Kochrepertoire aufnehmen würden.

Geschmack ist Gewöhnungssache und kann erlernt werden. Zudem ändert sich unser Geschmack in den Jahren. Etwas, was wir als Kind noch schrecklich fanden, essen wir heute richtig gerne. Deshalb sollten wir neuen, unbekannten Zutaten oder Rezepten viel öfter eine Chance geben. Es ist bereichernd, eine neue Zubereitungsart oder ein neues Lebensmittel, eine unbekannte Frucht, ein fremdes Gewürz usw. kennenzulernen.

AUF EINEN BLICK: DAS BRINGT DIR DIESES HEALTHY HABIT
Neue Rezepte auszuprobieren erweitert deinen Horizont, lässt dich neue Zutaten, Zubereitungsarten und Lieblingsrezepte entdecken und erweitert dein Kochrepertoire.

So klappt es:
- Lasse dich im Supermarkt, in Kochbüchern oder im Internet inspirieren.
- Nimm beim Einkaufen bewusst ein oder mehrere Lebensmittel mit, mit denen du wenig oder keine Erfahrung hast.
- Vereinbare mit Freund*innen oder Familie einen regelmäßigen festen Termin, an dem ihr ein neues Rezept ausprobiert.
- Traue dich auch im Restaurant, unbekannte Gerichte zu bestellen, vielleicht wird es dein neues Lieblingsessen.

54. Meide süße Getränke

Gesüßte Getränke schaden unserer Gesundheit egal, ob sie mit Zucker oder Süßstoff gesüßt wurden. Viele Studien können zeigen, dass sie ein großer Risikofaktor für Übergewicht, Herz-Kreislauf-Erkrankungen, Typ-2-Diabetes, Osteoporose, Fettstoffwechselstörungen, Asthma und verschiedene Krebsarten sind.

250 Milliliter süßstoff- oder zuckergesüßter Getränke, also ein kleines Glas, erhöhte in Studien nachweislich das Risiko, früh zu sterben, um 12 Prozent und führte zu einem mindestens 20 Prozent höheren Risiko für einen verfrühten Herz-Kreislauf-Tod. Zuckerhaltige Getränke lösen zudem kein Sättigungsgefühl aus, es werden also ganz nebenbei unnötige Kalorien verzehrt. Daher: Lieber mehr Wasser trinken, das hat viele schützende Eigenschaften (**s. Idee 51**).

AUF EINEN BLICK: DAS BRINGT DIR DIESES HEALTHY HABIT
Keine zuckerhaltigen Getränke zu trinken, verbessert deine Gesundheit und erhöht deine Lebenserwartung deutlich.

So klappt es:
- Trinke Leitungs- oder Mineralwasser, Kräuter- und Früchtetees ohne Zuckerzusatz.
- Um Wasser mit Geschmack zu erhalten, kannst du z. B. mit Zitronen- oder Limettenscheiben, Minzblättern, Himbeeren, Honigmelonenstückchen, Gurken- oder Apfelscheiben für Abwechslung sorgen.
- Du kannst auch ab und zu Saftschorle (Mischverhältnis 1:3 – ein Teil Saft, drei Teile Wasser) trinken. Achte darauf, dass du Saft und keinen Nektar verwendest, diesem wurde meist relativ viel Zucker zugesetzt und er enthält nur 25 Prozent Fruchtanteil.

55. Iss entspannt und setze dich dafür hin

Wir sind oft in Eile, hetzen von einem Termin zum anderen, sind viel unterwegs und gönnen uns häufig nicht einmal die Zeit, in Ruhe zu essen. Wir essen schnell eine Kleinigkeit oder etwas mehr im Stehen, um einige Minuten einzusparen. Gesund ist dieses Verhalten nicht.

Das Stehen ist nicht das tatsächliche Problem, sondern die Hektik, in der wir unser Essen herunterschlingen. Wenn wir schnell essen, verschlucken wir viel Luft dabei, was zu Blähungen, Völlegefühl, Magenschmerzen oder Aufstoßen führen kann. Außerdem kauen wir das Essen nicht ausreichend (die Folgen sind im **Healthy Habit 46** („Kaue jeden Bissen 15- bis 30-mal, um deinen Magen zu entlasten") beschrieben). Zudem stellt sich, wenn wir im Stehen essen, erst deutlich später ein Sättigungsgefühl ein, was uns größere Portionen, also mehr Kalorien, als wir bräuchten, essen lässt. Dass die Qualität der Nahrung, die wir typischerweise im Stehen zu uns nehmen (klassisches Fast Food wie Currywurst, Pommes, Burger, belegte Brötchen) meist nicht die Beste ist, stellt ein weiteres Problem dar. Wir sollten langsam, bewusst, im Sitzen und im Idealfall in Gemeinschaft essen.

AUF EINEN BLICK: DAS BRINGT DIR DIESES HEALTHY HABIT
Entspanntes Essen im Sitzen beugt Magen- und Verdauungsproblemen vor und lässt dich kleinere Portionen essen.

So klappt es:
- Plane deinen Tag bewusst so, dass du Zeit für ein Essen im Sitzen hast.
- Achte auf eine angenehme, ruhige Atmosphäre beim Essen.
- Wenn es nicht anders geht und du unterwegs essen musst, achte auf ausgewogene Mahlzeiten oder nimm dir gesundes Essen mit.

56. Trinke so wenig Alkohol wie möglich

Auch wenn Alkohol oft ein fester Bestandteil von Partys oder gesellschaftlichen Events ist, ist er doch ein Nervengift, das unserem Körper schadet. Weniger oder am besten gar keinen Alkohol zu trinken hat dagegen viele positive Effekte auf unseren Körper.

Kurzfristig leiden wir bei zu hohem Alkoholkonsum am nächsten Tag unter Kopfschmerzen, Übelkeit oder Müdigkeit. Langfristig schadet regelmäßiger Alkoholkonsum – auch in kleinen Mengen – Leber, Verdauungstrakt und Gehirn und kann negative Auswirkungen auf unser Herz-Kreislauf-System haben. Das Risiko, an Depressionen, Angst- oder Persönlichkeitsstörungen zu erkranken, steigt. Wer auf Alkohol verzichtet, stärkt sein Immunsystem, hat weniger Falten, nimmt weniger Kalorien zu sich und baut schneller Muskeln auf.

AUF EINEN BLICK: DAS BRINGT DIR DIESES HEALTHY HABIT
Ein reduzierter Alkoholkonsum stärkt dein Immunsystem, hebt deine Stimmung und wirkt sich positiv auf dein Hautbild aus.

So klappt es:
- Fühle dich nicht genötigt, Alkohol zu trinken, nur weil die Menschen um dich herum es tun. Du kannst auch alkoholfreie Varianten wählen.
- Gewöhne dir an, keinen Alkohol zu Hause zu haben.
- Probiere vier Wochen oder länger ohne Alkohol aus und spüre den Unterschied.
- Sorge für Ablenkung, triff dich z. B. mit Freund*innen zu einem Spaziergang, statt allein ein Feierabendbier zu trinken.
- Wenn du merkst, dass du zu viel trinkst, scheue dich nicht, professionelle Hilfe in Anspruch zu nehmen.

57. Iss nicht zu spät, denn dein Magen braucht auch Feierabend

Nicht nur was man isst, sondern auch wann man isst, hat einen großen Einfluss auf die eigene Gesundheit und das Wohlbefinden. Wer früh zu Abend isst – mindestens zwei Stunden vor dem Zubettgehen –, schläft meist deutlich besser, nimmt leichter ab bzw. kann sein Gewicht besser halten und senkt sein Risiko, an bestimmten Krebsarten wie Prostata- und Brustkrebs zu erkranken.

Am Abend beginnt der Körper, das „Schlafhormon" Melatonin auszuschütten. Wird in dieser Phase Nahrung aufgenommen, kann der Körper nicht mehr passend darauf reagieren: Da er schon auf Entspannung und Schlaf programmiert ist, können Verdauungsprozesse nicht wie eigentlich benötigt durchgeführt werden. Die Folgen können Völlegefühl, Magenschmerzen, Verdauungsprobleme oder Sodbrennen sein. Erste Studien zeigen zudem deutliche Hinweise, dass dauerhaft zu spätes Essen auch ein Auslöser für Typ-2-Diabetes sein kann.

AUF EINEN BLICK: DAS BRINGT DIR DIESES HEALTHY HABIT
Wenn du früh zu Abend isst, kannst du besser schlafen und du unterstützt deine Gesundheit.

So klappt es:
- Plane in deinen Tagesablauf ein „frühes" Abendessen fest ein.
- Iss am Abend Lebensmittel, die dich satt machen. Eiweißreiche Mahlzeiten fördern die Gewichtsabnahme über Nacht.
- Die Lust auf abendliche Snacks und Süßigkeiten kann deutlich verringert werden, wenn du dir direkt nach dem Abendessen die Zähne putzt.

58. Überliste deine Zuckerlust und verstecke deine Süßigkeiten

Eine kleine Süßigkeit am Tag ist kein Problem, doch meistens bleibt es nicht dabei. Unsere Vorliebe für Süßes ist angeboren. In der Steinzeit lieferten süßes Obst oder Beeren wichtige Vitamine, Nährstoffe und Energie. Süßes gab es selten in großen Mengen und nur zu bestimmten Zeiten, wenn Obst und Beeren reif waren. Dann aß man davon so viel man konnte. Heute bekommen wir jederzeit so viel Süßes, wie wir wollen und unser Körper möchte immer noch sehr viel davon, da das früher unser Überleben sicherte.

Dass ein hoher Zuckerkonsum zu gesundheitlichen Folgen wie Karies, Übergewicht, Typ-2-Diabetes usw. führen kann, ist hinreichend bekannt. Trotzdem werden im Schnitt pro Kopf 100 Gramm Zucker pro Tag bzw. 35 Kilogramm im Jahr verzehrt. Die WHO rät, nicht mehr als 25 bis 50 Gramm Zucker pro Tag zu sich zu nehmen. Ein einfacher Trick, den eigenen Zuckerkonsum zu minimieren, ist, Süßigkeiten aus dem Blickfeld zu nehmen. Keine sichtbare Keksdose, kein Süßigkeitenglas auf dem Tisch. Studien zeigen, dass die Verzehrmengen deutlich sinken, wenn Süßigkeiten nicht dauernd sichtbar und verfügbar sind oder man eine kleine Hürde nehmen muss, wie für einen Keks in den Keller gehen zu müssen.

AUF EINEN BLICK: DAS BRINGT DIR DIESES HEALTHY HABIT
Wenn keine Süßigkeiten sichtbar bzw. schnell erreichbar sind, reduziert sich dein Süßigkeitenkonsum deutlich.

So klappt es:
- Bewahre Süßigkeiten in Schränken oder im Keller auf.
- Habe nur wenig Süßes im Haus, kaufe keine Vorräte.
- Ersetze das Süßigkeitenglas durch eine gefüllte Obstschale.

59. Genieße dein Essen ohne Bildschirm

Viele von uns essen oft vor dem Bildschirm, wir verbringen z. B. unsere Mittagspause essend vor dem Computerbildschirm oder essen zu Hause vor dem Fernseher, Laptop, Tablet oder Handy. Leider ist das keine gute Angewohnheit, denn Studien zeigen, dass wir bei gleichzeitiger Mediennutzung ca. 150 Kalorien mehr zu uns nehmen.

Denn wer vor Bildschirmmedien isst, entwickelt meist deutlich später ein Sättigungsgefühl, da unsere Sinne abgelenkt werden und wir nicht in aller Deutlichkeit wahrnehmen, dass und wie viel wir gerade essen. Außerdem essen wir vor einem Bildschirm meist deutlich schneller und kauen weniger oft, sodass sich der Medienkonsum auch negativ auf unsere Verdauung auswirkt. Zudem kommt oft noch eine ungesunde Haltung, z. B. gebeugt zum Handy auf dem Tisch oder versunken im Sofa, hinzu, was Magen und Darm bei ihrer Arbeit nicht gerade unterstützt. Völlegefühl, Blähungen, Magenschmerzen und Sodbrennen können die Folge sein.

Am besten ist es, man isst in guter Gesellschaft, in entspannter Atmosphäre, bewusst und achtsam und lässt alle Medien während des Essens aus.

AUF EINEN BLICK: DAS BRINGT DIR DIESES HEALTHY HABIT
Ohne Medien zu essen, lässt dich weniger essen, außerdem isst du langsamer und kaust öfter, was deine Verdauung unterstützt.

So klappt es:
- Schalte alle Bildschirmmedien während des Essens aus, lege auch dein Handy weit weg vom Tisch ab.
- Nutze deine Mittagspause für einen Spaziergang und iss z. B. auf einer Parkbank sitzend.
- Verabrede dich mit Freund*innen oder Familie zu festen Mittag- oder Abendessen.

60. Reduziere deinen Fleischkonsum

Auch wenn man Fleischkonsum rein aus der gesundheitlichen Perspektive betrachtet und alle ethisch-moralischen und klimabezogenen Aspekte außer Acht lässt, so wird doch schnell klar, dass der eigene Fleischkonsum deutlich reduziert werden sollte. In Deutschland werden pro Kopf im Durchschnitt 57 Kilogramm im Jahr bzw. mehr als ein Kilogramm Fleisch pro Woche gegessen. Die Richtlinie der Deutschen Gesellschaft für Ernährung liegt jedoch bei nicht mehr als 300 bis 600 Gramm Fleisch pro Woche – also nicht mehr als z. B. drei Bratwürste pro Woche.

Die Weltgesundheitsorganisation (WHO) stuft verarbeitete Fleischprodukte, Geräuchertes oder Gepökeltes wie Wurst und Schinken als eindeutig „krebserregend" und rotes Fleisch als „möglicherweise krebserregend" ein. Studien können zeigen, dass sich die Wahrscheinlichkeit für Darmkrebs mit jeder Portion Wurst (à 50 Gramm, z. B. eine halbe Bratwurst) um 17 Prozent erhöht. Studien können deutliche Zusammenhänge zwischen einem hohen Fleischkonsum und Krankheiten wie Bluthochdruck, Herz-Kreislauf-Erkrankungen oder Übergewicht feststellen.

Umgekehrt kann gezeigt werden, dass das Risiko für zahlreiche Krankheiten deutlich sinkt und die Lebenserwartung steigt, wenn man sich fleischlos bzw. fleischarm ernährt.

AUF EINEN BLICK: DAS BRINGT DIR DIESES HEALTHY HABIT
Ein fleischarme bzw. fleischlose Ernährung senkt das Risiko für zahlreiche Krankheiten und steigert die Lebenserwartung.

So klappt es:
- Probiere pflanzliche Fleischalternativen aus.
- Iss Käse oder veganen Brotbelag und -aufstrich.
- Probiere neue, vegetarische Gerichte aus (zu Hause, im Restaurant, in der Kantine usw.).

61. Iss gesund und koche so oft wie möglich selbst

Zugegeben, das ist vielleicht ein etwas größeres Healthy Habit, aber es ist eins, das eine sehr große Wirkung auf deine Gesundheit haben kann. Studien zeigen, dass Menschen, die mehrmals pro Woche zu Hause kochen und essen, deutlich weniger Zucker, Fett und Kalorien zu sich nehmen als Menschen, die auswärts essen bzw. sich essen bestellen oder Fertigprodukte verzehren.

Selbstgekochtes ist gesünder und beinhaltet in der Regel weniger Salz und (künstliche) Zusatzstoffe und Chemikalien. Selbst zu kochen steigert unsere Kreativität und unser Selbstbewusstsein. Wir können unsere Portionsgrößen selbst bestimmen und meist auch Geld sparen. Außerdem schmeckt Selbstgekochtes fast immer besser als Fertigessen.

AUF EINEN BLICK: DAS BRINGT DIR DIESES HEALTHY HABIT
Selbstgekochtes ist fast immer deutlich gesünder und spart Geld.

So klappt es:
- Koche größere Mengen und wärme an den nächsten Tagen, wenn du vielleicht weniger Zeit hast, dein Essen einfach auf.
- Nutze, wenn du wenig Zeit hast, vorgeschnittenen Salat in Tüten oder Gemüse aus der Tiefkühltruhe (durch das spezielle Frostverfahren bleiben hier meist sogar mehr Vitamine erhalten, als wenn das Gemüse mehrere Tage gelagert wird).
- Lasse dich durch Kochbücher, Internetseiten oder Apps inspirieren. Hier findest du auch schnelle und einfache Rezepte.
- Versuche, bei jedem Essen etwas Frisches, wie Obst und Gemüse oder Salat, dazu zu kochen bzw. zu essen, dann ist es noch gesünder.

62. Lies die Zutatenliste, bevor etwas im Einkaufskorb landet

Wir alle genießen es, von Zeit zu Zeit auf industriell hergestellte Lebensmittel zurückgreifen zu können und nicht alles selbst zubereiten zu müssen. Von Tütensuppen über Backmischungen bis zu Tiefkühlfertigessen. Sie erleichtern uns die Arbeit und sparen Zeit, doch sollten wir dennoch aufmerksam bleiben und genau überprüfen, was in der Zutatenliste steht, denn einige dieser Produkte enthalten künstliche Farbstoffe, versteckte Zucker usw.

Einige der sogenannten E-Nummern stehen z. B. im Verdacht, Krankheiten wie Asthma, Neurodermitis und Alzheimer auszulösen oder zu begünstigen. Zucker wird in der Zutatenliste nicht immer als „Zucker" aufgeführt, es gibt zahlreiche Namen, hinter denen er sich verstecken kann, wie z. B. Dextrose, Dicksaft, Fruktose, Gerstenmalz, Glukose, Glukosesirup, Inulin, Laktose, Maltose, Saccharose oder Traubensüße. Deshalb sollten wir es uns zur Gewohnheit machen, die Zutatenlisten zu lesen, bevor wir Produkte kaufen. Die Listen sind mengenmäßig geordnet, das heißt, an erster Stelle steht, was am meisten enthalten ist.

AUF EINEN BLICK: DAS BRINGT DIR DIESES HEALTHY HABIT
Ein Blick auf die Zutatenliste zeigt dir, ob und wie viele künstliche Zusatzstoffe, wie viel Zucker usw. enthalten sind.

So klappt es:
- Lies beim Einkaufen jede Zutatenliste – sie befindet sich meistens hinten bzw. etwas versteckt an der Seite.
- Schaue auch bei bekannten Produkten dann und wann auf die Zutatenliste, Rezepturen werden auch verändert.
- Kaufe Bio-Produkte mit möglichst kurzen Zutatenlisten.

63. Kaufe nur, was auf deiner Einkaufsliste steht

Supermärkte, Verpackungsdesigner*innen und Werbetexter*innen setzen viele Tricks ein, damit wir beim Einkaufen möglichst viele Produkte in unsere Einkaufswägen legen. Sonderangebote, Artikelpositionen im Regal, Beleuchtung, Hintergrundmusik, Verpackungsfarben, Texte oder Bilder mit direkten oder indirekten Versprechungen, all das und noch viel mehr beeinflusst unser Kaufverhalten.

Für einen gesunden, selbstbestimmten Einkauf ist es wichtig, vor dem Einkauf in Ruhe eine Einkaufsliste zu erstellen und nicht im Laden aus dem Bauch heraus einzukaufen. Studien können zeigen, dass wir ohne Einkaufsliste und mit hungrigem Magen deutlich mehr süße, salzige und fettige Produkte einkaufen, da wir dann durch das „Hungerhormon" Ghrelin alles, was dem Körper schnell Energie geben kann (wie z. B. Zucker), unwiderstehlich finden.

Wer hingegen in Ruhe eine Einkaufsliste erstellte, kaufte und aß danach deutlich mehr Gemüse.

AUF EINEN BLICK: DAS BRINGT DIR DIESES HEALTHY HABIT
Mit einer Einkaufsliste kaufst du gesündere Produkte und allgemein weniger ein und kannst so zudem Geld sparen.

So klappt es:
- Plane zu Hause deine Essen bzw. die Besorgungen für die kommenden Tage.
- Schreibe in aller Ruhe eine Einkaufsliste (achte darauf, dass du dabei keinen leeren Magen bzw. Hunger hast).
- Die optimale Einkaufliste beinhaltet saisonale und regionale Produkte, viel Obst und Gemüse und wenig Süßigkeiten.
- Gönne dir einen Joker auf deiner Liste.

64. Iss nicht, wenn du gestresst bist

In stressigen Situationen versucht unser Körper alles, damit wir nicht müde werden und genügend Energie haben. Deshalb gibt er uns meist, bevor es eigentlich nötig wäre, ein starkes Hungergefühl, ein Bedürfnis nach schnell verwertbaren Kohlenhydraten. Wir essen in solchen Momenten also ungesünder, reichhaltiger und schneller, als für uns gut ist. Besonders Süßigkeiten oder Fast Food wirken in solchen Momenten geradezu unwiderstehlich auf uns. Deshalb sollten wir darauf achten, nicht zu essen, wenn wir gestresst sind bzw. Stress am besten so gut wie möglich gar nicht erst entstehen zu lassen.

Auch andere Emotionen, wie Angst, Überforderung oder Traurigkeit, lassen uns gerne zu Süßigkeiten oder Fast Food greifen, um uns unbewusst damit etwas Gutes tun zu wollen, da dadurch unser Belohnungssystem aktiviert wird und wir uns kurz besser fühlen. Deshalb sollten wir versuchen, nur in entspannten Momenten zu essen und Essensgelüsten in stressigen oder aufwühlenden Situationen nicht nachzugeben.

AUF EINEN BLICK: DAS BRINGT DIR DIESES HEALTHY HABIT
In entspannter Stimmung zu essen macht es dir einfacher, gesünder und weniger zu essen.

So klappt es:
- Versuche, vor deinen Mahlzeiten entspannt zu sein. Manchmal hilft schon eine kurze Pause und eine Minute tief durchzuatmen.
- Anspannung und Stress können manchmal auch mit Bewegung begegnet werden; gehe kurz um den Block, renne die Treppe hoch und runter.
- Versuche, gerade in stressigen Zeiten, bewusst gesundes Essen vorrätig zu haben.

Kleiner Zwischenstopp: Finde heraus, wie du dich zu einer gesunden Ernährung motivierst

Ziel:
Selbstfürsorge für den eigenen Körper betreiben wollen, eigene innere Motivation für gesunde Ernährung aufbauen, gesunde Ernährung genießen.

Unser Essverhalten entwickelt sich meist durch eine Mischung aus Ritualen und Gewohnheiten aus der Kindheit, aus Vernunft, Lust und Genuss. Wir sollten uns immer wieder mal die Zeit nehmen, über unser aktuelles Essverhalten nachzudenken bzw. es bewusst zu betrachten. Ist es gut für meinen Körper und meine Psyche? Achte ich auf mich, aber gönne ich mir auch dann und wann etwas?

Aufgabe:
Nimm dir ein paar Minuten und überlege dir zu den untenstehenden Denkanstößen Antworten. Sei ehrlich zu dir selbst und reflektiere. Solltest du dir bei der ein oder anderen Frage unsicher sein, beobachte dich in den nächsten Tagen in dieser Situation genauer.

Hier einige Denkanstöße:
- Isst du regelmäßig in netter Gesellschaft?
- Achtest du auf eine ausgewogene Ernährung?
- Isst du ausreichend Obst und Gemüse (ideal sind mindestens fünf Portionen am Tag)?
- Isst du noch dann und wann deine Lieblingsessen aus deiner Kindheit?
- Isst du in angenehmer, ruhiger Atmosphäre?
- Belohnst du dich (zu oft) mit Nahrungsmitteln?

- Frühstückst du?
- Isst du oft zwischen den Hauptmahlzeiten?
- Isst du viele Süßigkeiten?
- Isst du oft Fast Food oder Fertigessen?
- Kochst du viel selbst?
- Gönnst du dir auch mal einen Restaurantbesuch oder etwas Besonderes, das dir gut schmeckt?
- Trinkst du häufig zuckerhaltige Getränke oder Alkohol?
- Isst du zu festen Uhrzeiten?

ÜBERLEGUNGEN

- Welches Ernährungsziel habe ich?
- Was hilft mir, dieses Ziel zu erreichen?
- Es gibt viele Möglichkeiten, sich gesund/gesünder zu ernähren, was passt zu mir und meinem Alltag?
- Bei welchen Ernährungsfallen muss ich aufpassen? Esse ich z. B. als Reaktion auf Stress? Will ich mich (unbewusst) mit Essen belohnen? Gehe ich oft hungrig Lebensmittel einkaufen und kaufe dann zu unbedacht ein? Gönne ich mir zu wenig Zeit fürs Essen? Verzichte ich auf das Frühstück? Esse ich zu viel Fast Food?

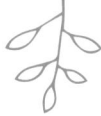

Innere Ruhe am Tag und in der Nacht: Ideen für mehr Entspannung und guten Schlaf

MEHR ENTSPANNUNG UND GUTER SCHLAF …

- steigern das Wohlbefinden und die Gesundheit,
- beugen Krankheiten vor bzw. reduzieren sie,
- verbessern Blutfettwerte (z. B. Cholesterin),
- steigern die psychische Gesundheit,
- verbessern das Immunsystem,
- heben die Leistungsfähigkeit,
- verringern das Diabetes- und Übergewichtsrisiko,
- reduzieren Kopfschmerzen und Migräne,
- verringern (das Empfinden von) Stress,
- sorgen für weniger Müdigkeit und Abgeschlagenheit,
- heben die Stimmung und
- verbessern die (körperliche) Regeneration.

Kurzzeitig mal etwas Stress zu haben oder eine Nacht wenig zu schlafen, ist für unseren Körper und unsere Psyche meist kein großes Problem. Wenn wir jedoch permanent Stress ausgesetzt sind bzw. diesen empfinden, oder wenn wir regelmäßig schlecht und zu wenig schlafen, dann wird sich das früher oder später negativ auf unsere psychische und körperliche Gesundheit auswirken.

Dahingegen kann bewusste Entspannung einen hektischen Alltag erträglicher machen bzw. sogar manchmal den Stress ganz eliminieren. **Wir haben mehr gegen Stress in der Hand, als wir oft denken.** Kleine tatsächliche Pausen, Momente, die nur für uns sind und kleine bewusste Verhaltens- und Denkweisen können zu großen Veränderungen führen,

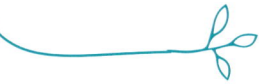

da regelmäßige Entspannung unsere Gelassenheit und Stressresistenz fördert und „Stresshormone" abbaut. Auch ein guter, fester Schlaf ist für Regeneration und Gesundheitserhaltung wichtig.

Studien zufolge schläft ein Drittel der Deutschen mittelmäßig, schlecht oder sogar sehr schlecht. Insbesondere Berufstätige leiden besonders oft an Schlafstörungen. Langfristig kann Schlafmangel zu gesundheitlichen Beeinträchtigungen führen und die Entstehung von Krankheiten begünstigen. Guter Schlaf dagegen ist neben gesunder Ernährung und ausreichender Bewegung eine wichtige Voraussetzung dafür, dass unser Immunsystem gut funktioniert und Krankheitserreger erfolgreich abgewehrt werden können. Erholsamer Schlaf lässt sich, ähnlich wie Entspannung, oft durch kleine Verhaltensänderungen verbessern.

65. Starte deinen Tag direkt ohne Schlummerfunktion

Vielen wird das bekannt vorkommen: Der Wecker klingelt, wir greifen schlaftrunken in seine Richtung, drücken die Schlummertaste, drehen uns um und schlafen noch einmal ein. Zehn Minuten später das gleiche Spiel, bis wir uns 20 Minuten später nicht mehr trauen, noch einmal auf „Schlummern" zu drücken und schlecht gelaunt und genervt aufstehen.

Auch wenn sich zehn weitere Minuten Schlaf im ersten Moment toll anhören, unserem Körper und Geist tun wir damit nichts Gutes. Der Körper empfindet dabei Stress und das Müdigkeitsgefühl nimmt deutlich zu, denn der Körper beginnt nach dem Drücken der Schlummertaste mit einem neuen Schlafzyklus und schüttet das „Schlafhormon" Melatonin aus, um die Tiefschlafphase einzuleiten, die wir dann aber mit dem erneuten Weckerklingeln nur kurze Zeit später abrupt unterbrechen. Die Folge davon ist, dass wir müder und unausgeglichener sind, als wir es nach dem ersten Weckerklingeln gewesen wären. Denn die aus der Schlummerfunktion resultierende Schlafträgheit kann im Extremfall zwei bis drei Stunden anhalten.

AUF EINEN BLICK: DAS BRINGT DIR DIESES HEALTHY HABIT
Nach dem ersten Weckerklingeln direkt aufzustehen macht dich wacher und fitter und verbessert deine Stimmung.

So klappt es:
- Platziere deinen Wecker weit genug vom Bett entfernt, dann musst du direkt aufstehen, um ihn zu erreichen.
- Verwende einen Wecker ohne Schlummerfunktion.
- Wenn dir die Schlafdauer nicht ausreicht, gehe abends früher ins Bett, damit du auf genügend Stunden Schlaf kommst.

66. Beobachte Wolken und leere deinen Kopf

Einfach mal den Kopf in den Nacken legen und die Wolken beobachten – klingt das nicht sehr entspannend? Ist es auch. In die Wolken zu schauen, ist für Körper und Geist überaus gesund. Die veränderte Perspektive entschleunigt, die Farbe Blau beruhigt und das Sonnenlicht macht uns wach und zufrieden. Es ist egal, ob wir analytisch in die Wolken schauen und uns Gedanken über die Wolkenart, Wolkenform und das Wetter machen oder ob wir kreativ herangehen und unsere Fantasie Gegenstände und Tiere in den Wolken erkennen lassen.

Allein der Moment, innezuhalten, in die Ferne zu blicken und die Wolken zu betrachten, ändert unseren Fokus. Es ist wie eine kleine Meditation im Alltag. Wir nehmen unsere Umgebung bewusst wahr, würdigen ihre Schönheit und Einzigartigkeit und auch wenn die Wolken sich immer verändern und der aktuelle Anblick vergänglich ist, können wir uns doch kurz daran erfreuen und auf andere Gedanken kommen.

AUF EINEN BLICK: DAS BRINGT DIR DIESES HEALTHY HABIT
Wolken zu betrachten entspannt, verändert den eigenen Fokus und bringt dich auf andere Gedanken.

So klappt es:
- **Wichtig:** Schaue nie direkt in die Sonne und nutze eine Sonnenbrille, wenn der Himmel sehr hell ist.
- Nimm dir feste Tageszeiten, um in die Wolken zu schauen, z. B. morgens nach dem Aufstehen oder in deiner Mittagspause.
- Schaue öfter aus dem (Dach-)Fenster, z. B. beim Telefonieren.
- Wenn du spazieren gehst, gewöhne dir an, öfter auch mal in den Himmel zu schauen.

67. Nimm dir Zeit, bevor du antwortest

Jede*r von uns kennt, dass wir etwas später im Gespräch oder nach einer Diskussion denken: „Warum habe ich nicht dieses oder jenes geantwortet?" oder auch „Hätte ich besser erst mal nachgedacht, bevor ich so schnell und emotional geantwortet habe". Oft reagieren wir zu schnell, zu unüberlegt, zu Hals-über-Kopf. Unser Gehirn ist dazu angelegt, schnell zu reagieren. Das ist oft sehr gut und schützt uns vor Gefahren. Manchmal wäre es aber sinnvoller, kurz innezuhalten und nochmal nachzudenken, wie wir reagieren wollen.

Gerade im Gespräch sollten wir öfter etwas Mut zur Pause haben, um uns zu sammeln, durchzuatmen und dann besonnen zu antworten bzw. zu reagieren. Das bewahrt uns auch davor, zu oft „ja" zu sagen und uns so z. B. Dinge aufzulasten, die wir eigentlich gar nicht möchten. Innehalten hat noch weitere Vorteile. Wir unterbrechen so unser Gegenüber nicht, falls dieses nur eine kurze Pause gemacht hat, um selbst seine Gedanken zu sammeln und eigentlich noch nicht fertig gesprochen hat. Wir können so besser bis zum Ende des Redebeitrags unseres Gegenübers zuhören und haben nicht das Gefühl, nach der Hälfte schon alles verstanden zu haben und sofort reagieren zu müssen.

AUF EINEN BLICK: DAS BRINGT DIR DIESES HEALTHY HABIT
Innehalten, bevor du sprichst, verbessert deine Kommunikation und du hast mehr Zeit, über deine Antwort nachzudenken.

So klappt es:
- Durchatmen oder im Kopf bis drei zählen, bevor du antwortest.
- Scheue dich nicht, auch mal Zeit zu erbitten, wie „Darüber muss ich erst nachdenken" oder „Gib mir kurz Zeit".
- Denke fertig nach oder wäge fertig ab, bevor du antwortest.

68. Meditiere regelmäßig

Die Auswirkungen von regelmäßiger Meditation werden in Studien immer genauer untersucht, und mittlerweile können viele Vorteile wissenschaftlich nachgewiesenen bzw. bestätigt werden. Regelmäßig durchgeführte Meditation kann das eigene Wohlbefinden und die empfundene Zufriedenheit bzw. das Glücksempfinden erhöhen.

Meditation kann helfen, mit Stresssituationen umzugehen und den Schlaf zu verbessern. Eine Studie zur Wirkung von Achtsamkeitsmeditation konnte zeigen, dass sich schon nach zwei Monaten regelmäßigen Meditierens durch Stress verursachte Entzündungsreaktionen reduzierten. Meditation kann den Blutdruck senken sowie Angstzustände und Depressionen verringern. Meditation kann auch bei chronischen Schmerzen und Erkrankungen helfen.

AUF EINEN BLICK: DAS BRINGT DIR DIESES HEALTHY HABIT
Regelmäßige Meditation reduziert Stress, erhöht das Glücksempfinden und kann Blutdruck, Angstzustände und Depressionen verringern.

So klappt es:
- Fange langsam an, setze dich aufrecht hin und achte fünf Minuten nur auf deinen Atem. Wenn deine Gedanken abschweifen – was völlig normal ist –, kehre einfach wieder zu deiner Atmung zurück.
- Probiere verschiedene Meditationsarten aus, um herauszufinden, welche dir liegt. Es gibt zahlreiche Kurse und Angebote, z. B. Volkshochschule, Yogastudio, Videos im Internet, Apps.
- Plane eine feste Meditationspraxis in deinen Tagesablauf ein, z. B. zehn Minuten direkt nach dem Aufstehen.

69. Verbringe häufig Zeit in der Natur

Zeit in der Natur zu verbringen, ist ein wahres Wundermittel für uns. Die Natur lässt unseren Stresslevel sinken und entspannt uns. Schon fünf Minuten zeigen einen positiven Effekt auf unsere Herzfrequenz, Adrenalinausschüttung und unseren Cortisolspiegel („Stresshormon"). Nach 20 Minuten steigen unsere Laune und unser Wohlbefinden. Es kann auch gezeigt werden, dass Zeit im Grünen depressive Gedanken reduziert. Zudem wirkt die Natur positiv auf unsere Konzentrationsfähigkeit und Aufmerksamkeit und angespannte Muskeln lockern sich schneller als bei einem Spaziergang durch die Stadt.

Waldluft zeichnet sich zudem durch eine hohe Konzentration sogenannter Terpene aus, Stoffe, die Pflanzen zum Schutz vor Schädlingen und Krankheitserregern bilden. Diese Terpene stärken schon nach kurzen Spaziergängen unser Immunsystem. Ein ganzer Tag im Wald erhöht die Anzahl krebsbekämpfender Zellen sogar um fast 40 Prozent und diese Wirkung hält laut Studien sieben Tage an.

AUF EINEN BLICK: DAS BRINGT DIR DIESES HEALTHY HABIT
Zeit in der Natur entspannt dich und stärkt dein Immunsystem.

So klappt es:

- Versuche, täglich etwas Zeit in der Natur zu verbringen, z. B. eine Mittagspause im Park oder ein Spaziergang im Grünen.
- Baue regelmäßige (Natur-)Spaziergänge in deinen Alltag ein.
- Unternimm am Wochenende längere (Natur-)Ausflüge.
- Hole dir, falls du gar keine andere Möglichkeit hast, Pflanzen in die Wohnung oder blicke wenigstens ins Grüne, auch das wirkt schon etwas stressreduzierend und gesundheitsfördernd.

70. Nutze die Kraft der Düfte

Düfte wirken direkt auf das Gehirn. Unser Geruchssinn ist stark ausgeprägt und mit dem limbischen System – dem Sitz der Emotionen – verbunden. Düfte beeinflussen somit unmittelbar unsere Gefühlswelt. Zitrusdüfte wirken z. B. anregend und stimmungsaufhellend und machen uns wach, Zimtduft stärkt die Nerven, der Duft von Vanille oder Lavendel wirkt entspannend und beruhigt und Minze hingegen wirkt belebend auf uns. Düfte können also, wenn wir sie gezielt einsetzen, eine große positive, uns unterstützende Wirkung haben.

AUF EINEN BLICK: DAS BRINGT DIR DIESES HEALTHY HABIT
Mit Düften kannst du verschiedene Zustände und Emotionen, wie Entspannung oder Zufriedenheit, bewusst hervorrufen und unterstützen.

So klappt es:
- Dusche morgens zum Aufwachen und um deine Stimmung aufzuhellen mit einem Zitronenduft.
- Nutze bei einem abendlichen Entspannungsbad Lavendelduft.
- Es muss nicht immer eine Dusche oder ein Bad sein, du kannst auch Duftlampen oder Diffuser verwenden. Achte hierbei aber auf reines, qualitativ hochwertiges Öl.
- Nutze im Urlaub eine andere Creme oder ein anderes Duschbad als sonst. Wenn du dich dann Wochen später zu Hause wieder an deinen Urlaub erinnern willst, kannst du die entsprechende Creme bzw. das Duschbad verwenden und dadurch sofort in Urlaubserinnerungen schwelgen.

71. Genieße Momente der Stille

Lärm bzw. eine immerwährende Geräuschkulisse wirkt sich negativ auf unseren Stresslevel aus und kann sogar krank machen. Unser Körper muss ankommende akustische Reize verarbeiten und sortieren, auf welche wie reagiert werden muss. Das ist Stress für den Körper. Bewusst merken wir das meist nicht sofort, aber früher oder später werden wir angespannt, unsere Leistungsfähigkeit nimmt ab und wir verlieren Kraft und Energie. Unser Körper kann nicht ohne Ablenkung zur Ruhe kommen, auch wenn „nur" das Radio oder der Fernseher im Hintergrund läuft.

Momente der Stille oder mit natürlichen Geräuschen wie Vogelgezwitscher oder Wind, der durch die Blätter streift, sind wichtig für uns. Dann können wir uns entspannen, neue Kraft tanken und auch in Gedanken zur Ruhe kommen. Stille hilft gegen Stress, fördert Kreativität und Konzentration. Zudem zeigen Studien, dass unser Gehirn Momente der Stille braucht, um Neuerlerntes und Erlebtes abzuspeichern und zu verbinden.

AUF EINEN BLICK: DAS BRINGT DIR DIESES HEALTHY HABIT
Regelmäßige Zeit in Stille reduziert Stress, fördert deine Regeneration, Leistungsfähigkeit, Konzentration und Kreativität.

So klappt es:
- Reduziere den Lärm um dich herum, schalte z. B. Hintergrundgeräusche wie Medien aus oder nutze Ohrstöpsel.
- Nutze die morgendliche Stille und genieße diese bewusst.
- Gehe hinaus in die Natur, z. B. in den Wald, und genieße dort die Stille bzw. die natürlichen Geräusche.
- Nutze öffentliche, ruhige Räume wie Bibliotheken oder Museen.

72. Atme dich gesund, aber durch die Nase

Viele von uns haben sich angewöhnt, im Alltag oft durch den offenen Mund statt durch die Nase zu atmen. Dabei weiß man aus der Forschung, dass bei der Nasenatmung zehn Prozent mehr Sauerstoff aufgenommen werden, was uns mehr Energie und Konzentration gibt. Außerdem sorgt die Nasenatmung dafür, dass die eingeatmete Luft vorgewärmt, gesäubert und befeuchtet ist, wodurch Atemwegserkrankungen vorgebeugt werden kann.

Gerade Menschen, die schon an Vorerkrankungen wie Asthma oder chronischer Bronchitis leiden, können deutlich von der Nasenatmung profitieren. Außerdem kann gezeigt werden, dass wir bei der Nasenatmung, im Vergleich zur Mundatmung, mehr Luft ausatmen, was wichtig für einen vollständigen Luftaustausch ist; so können wir tiefer einatmen und mehr frischen Sauerstoff erhalten.

AUF EINEN BLICK: DAS BRINGT DIR DIESES HEALTHY HABIT
Durch die Nasenatmung atmest du tiefer, erhältst mehr Sauerstoff und die eingeatmete Luft ist befeuchtet und wärmer.

So klappt es:
- Achte in deinem Alltag bewusst auf deine Atmung, z. B., wenn du am Computer arbeitest, wenn du ein Buch liest usw., und schließe bewusst den Mund, um deine Nasenatmung zu unterstützen.
- Beobachte deinen Atem auch bei leichten Anstrengungen, wie beim Spazierengehen, und versuche auch hier, bewusst durch die Nase zu atmen. Dein Körper wird sich schnell daran gewöhnen.

73. Gönne dir häufig Wellness zu Hause

Uns selbst etwas Gutes zu tun, steht selten ganz konkret in unserem Terminkalender. Dabei sollten wir es uns angewöhnen, uns feste Zeiten für uns zu nehmen, in denen wir uns selbst etwas Gutes tun. Schon durch Kleinigkeiten können wir uns selbst etwas gönnen und so Ruhe und Entspannung fördern.

Ein kleines Wellness-Verwöhnprogramm muss nicht viel Zeit in Anspruch nehmen und kann ganz individuell, nach den eigenen Vorlieben und Bedürfnissen aufgebaut sein. Denn etwas Wellness-Zeit zu Hause steigert nicht nur das körperliche, sondern auch unser psychisches Wohlbefinden. Krankheiten und Erschöpfungszuständen kann vorgebeugt werden, die Stimmung und die selbstempfundene Lebensqualität steigen. Ob Wellness nun eine Gesichtsmaske, ein warmes Bad, einen gesunden Salat, ein Hörbuch auf dem Sofa oder eine Joggingrunde meint, ist jedem selbst überlassen.

AUF EINEN BLICK: DAS BRINGT DIR DIESES HEALTHY HABIT
Regelmäßige Wellness zu Hause stärkt dein körperliches und psychisches Wohlbefinden und steigert deine Lebensqualität.

So klappt es:
- Nimm dir mindestens zweimal pro Woche Zeit für Wellness.
- Ideen für körperliche Wellness können sein: baden, Gesichtsmaske, Fußbad, Fingernägel lackieren, ausschlafen oder früher ins Bett gehen.
- Ideen für geistige Wellness können sein: lesen, Hörbuch hören, Urlaub planen oder Lieblingsfilm schauen.
- Ideen für aktive Wellness können sein: spazierengehen, walken, joggen, Yoga, meditieren, schwimmen gehen.

74. Lebe deine Kreativität aus

Kreativ zu sein hilft uns, zu entspannen und den Alltagsstress zu vergessen, da wir uns hier meist komplett auf eine Sache fokussieren und unsere Probleme oder negativen Gedanken in den Hintergrund treten. Von Bedeutung sind nur der augenblickliche Moment bzw. der Erschaffungsprozess. Studien können zeigen, dass künstlerische Tätigkeiten das „Stresshormon" Cortisol reduzieren. Die Stimmung steigt und wir fühlen uns zufriedener. Ob (aus)gemalt, gebastelt, mit Holz, Ton oder Stoff gearbeitet, gestrickt, musiziert oder geschrieben wird, ist hierbei völlig unerheblich. Jeder Mensch hat eine andere Vorliebe, sich kreativ auszuleben.

AUF EINEN BLICK: DAS BRINGT DIR DIESES HEALTHY HABIT
Kreative Tätigkeiten reduzieren Stress, heben deine Stimmung und wirken positiv auf deine körperliche und psychische Gesundheit.

So klappt es:
- Vermeide Störungen, schalte z. B. dein Handy aus und gib dich ganz deiner Kreativität hin.
- Denke daran, es geht nicht um das Ergebnis, sondern um den kreativen Prozess an sich. Habe Spaß bei dem, was du tust.
- Baue jeden Tag eine kleine kreative Tätigkeit in deinen Tagesablauf ein, es können auch nur eine kleine Kritzelei, ein paar gedichtete Zeilen oder ein paar Minuten an deinem Instrument sein.
- Auch Tätigkeiten wie Kochen, Backen, Blumen arrangieren oder Dekorieren sind kreative Tätigkeiten.

75. Entspanne bei einem warmen Bad

Die meisten Menschen assoziieren mit einem warmen Bad Wohlbehagen, Geborgenheit und Entspannung. Studien geben ihnen recht: Ein warmes Bad entspannt nachweislich Körper und Geist. Der Serotoninspiegel (das „Glückshormon") steigt, Stress wird reduziert und gute Laune gefördert. Vor dem Schlafengehen wirkt ein warmes Bad schlaffördernd, wir schlafen schneller ein und insgesamt besser.

Baden wirkt sich aber auch positiv auf den Stoffwechsel, das Herz-Kreislauf-System und das Immunsystem aus. Studien zufolge senkt ein tägliches Vollbad das Schlaganfallrisiko um ganze 26 Prozent. Die ideale Badetemperatur für ein Vollbad beträgt 36 bis 38 Grad und beträgt nicht mehr als 20 Minuten.

AUF EINEN BLICK: DAS BRINGT DIR DIESES HEALTHY HABIT
Ein warmes Bad beschert dir Zeit für dich, entspannt dich, unterstützt deinen Schlaf und deine Gesundheit.

So klappt es:
- **Wichtig:** Frage bei Herz-Kreislauf-Problemen deinen Arzt oder deine Ärztin, ob ein warmes Vollbad das Richtige für dich ist. Kein Alkoholkonsum vor oder während des Badens und bade nicht bei Fieber.
- Schaffe dir in der Woche, gerade zur kalten Jahreszeit, fest eingeplante Zeiten, in denen du dir ein warmes Bad gönnst.
- Verwende Badezusätze aus Lavendel oder Melisse, wenn du die entspannende und schlaffördernde Wirkung noch verstärken möchtest.
- Achte nach dem Bad auf deinen Kreislauf und überanstrenge dich nicht direkt danach. Gehe danach auch nicht sofort in die Kälte, sonst kannst du dich leicht erkälten.

76. Setze bewusst alle Sinne ein

Jede Sekunde prasseln angeblich ganze elf Millionen Sinneseindrücke auf uns ein. Wir sind also zu jedem Zeitpunkt extrem vielen Reizen ausgesetzt, von denen aber nur ein Bruchteil, gerade einmal etwa 40, bewusst von uns wahrgenommen wird, den Rest filtert unser Gehirn weg. Aber auch 40 Sinneseindrücke pro Sekunde sind noch eine ganze Menge. Es entspannt uns, bewusst auszuwählen, auf welche wir uns – zumindest kurzfristig – fokussieren wollen. Deshalb führen Achtsamkeitsübungen zu mehr Ruhe. Wir konzentrieren uns selbstbestimmt auf etwas und schließen andere Reize bewusst aus.

Eine einfache, aber effiziente Achtsamkeitsübung ist, bewusst nacheinander alle fünf Sinne einzusetzen. Was sehe ich? Was höre ich? Was rieche ich? Was fühle ich? Was schmecke ich? Die Reihenfolge ist egal, bei Achtsamkeitsübungen gibt es kein Richtig oder Falsch, es geht nur darum, die eigenen Sinne bewusst wahrzunehmen.

AUF EINEN BLICK: DAS BRINGT DIR DIESES HEALTHY HABIT
Nacheinander bewusst alle Sinne einzusetzen, entspannt dich.

So klappt es:

- Nimm dir einen festen Zeitpunkt oder feste Situationen, z. B. immer in der Mittagspause oder immer, wenn du dich gestresst fühlst, und setze dann bewusst alle fünf Sinne ein.
- Probiere diese Übung auch mal zu verschiedenen Tageszeiten und an verschiedenen Orten. Du wirst merken, dass du ganz andere Dinge wahrnehmen wirst.
- Versuche, für jeden Sinn eine von dir selbst vorgegebene Anzahl an Eindrücken zu bemerken, z. B. fünf Dinge, die du sehen kannst, vier Dinge, die du hören kannst, oder drei Dinge, die du spüren kannst.

77. Tauche ein und lies täglich ein Kapitel

Lesen hat viele Vorteile und Nutzen, auf die man im ersten Moment nicht direkt kommen würde. Lesen macht nicht nur schlauer, sondern verstärkt neben der Vorstellungskraft und dem Wortschatz auch die Empathie und Resilienz. Es steigert die Zufriedenheit, Lebensqualität und sogar die Lebenserwartung um angeblich durchschnittlich fast genau zwei Jahre. Zudem liegen Hinweise vor, dass regelmäßiges Lesen Demenz vorbeugen kann. Außerdem konnte gezeigt werden, dass Lesen Entspannung fördert und den aktuellen Stresspegel um bis zu 68 Prozent senken kann.

AUF EINEN BLICK: DAS BRINGT DIR DIESES HEALTHY HABIT
Lesen steigert die seelische Widerstandskraft (Resilienz), Zufriedenheit und Lebensqualität, mindert Stress und fördert Entspannung.

So klappt es:
- Finde einen für dich passenden regelmäßigen Lese-Zeitpunkt (z. B. abends vor dem Einschlafen).
- Nimm, wenn du unterwegs bist, immer ein Buch mit und nutze Wartezeiten zum Lesen (beim Arzt, in der U-Bahn).
- Probiere verschiedene Genres aus und finde Bücher und Themengebiete, die dich interessieren.
- Lasse dir Büchertipps von Freund*innen geben.
- Nutze kostengünstige Lesemöglichkeiten wie Büchereien, Lesegruppen, öffentliche Bücherregale, Tauschbörsen.
- Vielleicht passt ein E-Book-Reader besser zu deinen Lese- und Lebensgewohnheiten (weniger Ballast, z. B. auf Reisen)?

78. Tue dir Gutes und massiere dich

Massagen sind angenehm, denn durch sie können verkrampfte Muskeln gelockert werden. Aber nicht nur das: Massagen lassen uns auch ausgeglichener werden und verbessern unsere Durchblutung und unseren Schlaf. Selbst unser Immunsystem profitiert von Massagen. Schon zehnminütige Massagen können den Blutdruck für bis zu drei Tage senken. Massagen wirken entspannend und reduzieren Stress und Angstzustände.

Für Massagen braucht man nicht immer eine zweite Person, man kann sich an vielen Körperstellen auch gut selbst massieren. Der Vorteil bei einer Selbstmassage ist auch, dass man sofort reagieren kann, falls es schmerzhaft oder unangenehm werden sollte.

AUF EINEN BLICK: DAS BRINGT DIR DIESES HEALTHY HABIT
Selbstmassagen können verspannte Muskeln lockern, dich entspannen, dir Energie geben und dein Immunsystem stärken.

So klappt es:

- Du kannst dich mit deinen Fingerkuppen oder Händen massieren, aber auch Hilfsmittel wie eine Faszienrolle oder einen Massageball verwenden.
- Klopfe sanft mit deinen Fingerkuppen dein Gesicht und deinen ganzen Kopf ab, massiere deine Ohren. Oder klopfe mit den Handflächen deine Arme, deinen Oberkörper, Rücken, Hüften, Po und deine Beine ab – diese Massagen entspannen und können dir neue Energie geben.
- Gönne dir am Abend eine entspannende Massage, z. B. nach dem Baden, massiere sanft deine Hände, Füße und Beine.
- Bei Verspannungen oder längerer Bildschirmarbeit, massiere deinen Nacken und deine Schultern.

79. Nutze dein Bett nur zum Schlafen

Guter Schlaf ist sehr wichtig für uns; unser Körper braucht ihn, um sich zu regenerieren. Doch unser Schlaf wird durch viele Faktoren beeinflusst.

Eine wichtige Regel für guten Schlaf ist, das Bett nur zum Schlafen zu nutzen, nicht zum Fernsehen, Essen oder Lesen. Wenn wir unser Bett nur zum Schlafen verwenden, verbindet unser Gehirn (irgendwann) das Bett automatisch mit Schlaf und lässt uns schneller, besser und tiefer (ein-)schlafen. Das gilt sowohl am Abend als auch am Morgen. Wir sollten also abends z. B. auf dem Sofa lesen oder Musik hören und erst, wenn wir wirklich müde sind, ins Bett gehen. Aber auch am Morgen sollten wir nicht noch längere Zeit im Bett liegen bleiben, sondern unser Bett wirklich nur zum Schlafen verwenden, auch nicht zum Nachdenken, Grübeln oder Planen. So können wir unseren Schlaf-wach-Rhythmus unterstützen.

AUF EINEN BLICK: DAS BRINGT DIR DIESES HEALTHY HABIT
Wenn du dein Bett nur zum Schlafen verwendest, kannst du schneller und besser ein- und durchschlafen.

So klappt es:
- Mache am Morgen direkt dein Bett, sodass du dich erst am Abend wieder zum Schlafen reinlegst.
- Lies oder sieh am Abend im Wohnzimmer fern, z. B. auf dem Sofa oder auf einem Stuhl.
- Wenn du nachts vor lauter Grübeln nicht schlafen kannst oder aufgewacht bist, dann denke deine Gedanken ganz bewusst außerhalb deines Bettes zu Ende. Nutze einen „Gedankenstuhl" und gehe erst dann zurück ins Bett, wenn du mit dem Grübeln bzw. Denken fertig bist.

80. Lasse dir vorlesen und höre ein Hörbuch

Für Menschen, die nicht selbst Bücher lesen wollen, kann das Hören von Hörbüchern eine gute Alternative sein. In dieser Form kann Literatur auch bei Zeitmangel genossen werden, z. B. im Zug oder während des Trainings. Ein (paar) Kapitel pro Tag reichen aus, um positive Effekte zu erzielen.

Studien können zeigen, dass Menschen, die regelmäßig Hörbücher hören, über mehr Einfühlungsvermögen verfügen und bessere kognitive Fähigkeiten haben als Personen, die weder Hörbücher hören noch Bücher lesen. Die Hörer haben einen größeren Wortschatz, mehr Wissen und weniger Stress und Ängste als „Nicht-Hörer" oder „Nicht-Leser". Besonders bei älteren Hörern konnte gezeigt werden, dass sich das psychische Wohlbefinden signifikant verbessert und sich Hörbücher positiv auf Depressionen, Aggressionen und Phobien auswirken.

AUF EINEN BLICK: DAS BRINGT DIR DIESES HEALTHY HABIT
Hörbücher können dich entspannen und wirken positiv auf dein Einfühlungsvermögen und kognitive Fähigkeiten.

So klappt es:
- Verbinde das Hören eines Hörbuchs mit anderen regelmäßigen Tätigkeiten, wie Kochen, Pendeln, Hausputz, Training.
- Gönne dir Hörbücher bewusst zum Entspannen.
- Probiere verschiedene Genres je nach Interesse und für verschiedene Situationen aus, z. B. der Krimi fürs Pendeln und die Romantikkomödie zum Entspannen.
- Im Internet findest du neben kostenpflichtigen Angeboten auch Gratis-Hörbücher und viele Radiosender bieten in ihren Audiotheken kostenfreie Hörspiele an.

81. Gehe 15 Minuten früher ins Bett

Ausreichend Schlaf ist wichtig für uns. Schlafmangel lässt im Körper Stress entstehen, schwächt das Immunsystem und unsere Leistungsfähigkeit, wir haben schlechte Laune und sind müde. Auch unser Gedächtnis und Erinnerungsvermögen funktionieren schlechter, wenn wir nicht genug Schlaf hatten. Wir bewerten Situationen negativer und wir essen mehr, da Schlafmangel appetitanregende Hormone steigert, welche gerade das Bedürfnis nach Belohnung durch Essen verstärken.

Ausreichender Schlaf hat hingegen viele positive Effekte: Die Regenerationsfähigkeit des Körpers, Konzentration, gute Stimmung und Lebensfreude werden gefördert. Eine schon ein paar Minuten längere Schlafzeit kann eine große positive Wirkung haben.

AUF EINEN BLICK: DAS BRINGT DIR DIESES HEALTHY HABIT
Ausreichender Schlaf steigert deine Stimmung, unterstützt dein Immunsystem, deine Konzentration und Leistungsfähigkeit.

So klappt es:
- Versuche, deine „Zeit für dich" schon über den Tag verteilt, und nicht erst am Abend bzw. in der Nacht zu realisieren.
- Setze dir eine konkrete Zubettgehzeit, die du über längere Zeit einhältst. Vergleiche, wie du dich dann am Morgen und während des ganzen Tages fühlst.
- Sieh das frühere Zubettgehen nicht als Einschränkung, sondern als Möglichkeit für andere Dinge. Schaffe dir individuell zu dir passende Wenn-Dann-Sätze, z. B. „Wenn ich früher ins Bett gehe, dann bin ich morgen tagsüber energiegeladener und fitter", „Wenn ich pünktlich ins Bett gehe, dann habe ich morgen früh etwas Zeit für mich alleine".

82. Nutze deinen Atem zum Einschlafen

Unser Atem ist ein mächtiges Werkzeug, wenn wir uns von unseren Gedanken ablenken wollen. Bei der Meditation (**s. Idee 68**) ist es gängige Praxis, sich auf den eigenen Atem zu konzentrieren, um so das eigene Gedankenkarussell zu verlassen. Aber der Atem kann natürlich noch viel mehr. Er hat eine direkte Wirkung auf unseren Körper; so lässt uns z. B. eine langsame und tiefe Atmung ruhiger werden. Deshalb können wir den Atem gezielt als Einschlafhilfe einsetzen.

Gerade die sogenannte 4-7-11-Atmung bietet sich hierfür an. Bei dieser Atemtechnik wird vier Sekunden lang ein- und sieben Sekunden lang ausgeatmet, und das für mindestens elf Minuten. Bei dieser Atmung reduziert sich Stress, wir entspannen uns und werden ruhiger. Dadurch, dass wir uns auf die Atmung konzentrieren, hören wir auf, unseren Gedanken nachzuhängen. Diese Atemübung beruhigt so stark, dass sie nicht beim Autofahren durchgeführt werden sollte, aber sie kann ideal im Bett liegend vor bzw. zum Einschlafen durchgeführt werden.

AUF EINEN BLICK: DAS BRINGT DIR DIESES HEALTHY HABIT
Vier Sekunden ein- und sieben Sekunden auszuatmen beruhigt deine Gedanken, fördert deine Entspannung und hilft dir, einzuschlafen.

So klappt es:
- Übe zunächst mit einer Uhr, wie lange sich vier Sekunden Ein- und sieben Sekunden Ausatmung anfühlen. Später, im Bett, kannst du die Zeit dann auch grob in Gedanken zählen.
- Gewöhne dir an, die Atemübung immer vor dem Einschlafen durchzuführen, nicht erst, wenn du Einschlafprobleme hast.
- Genieße das Atmen, erzwinge nichts, dann kommst du am besten zur Ruhe.

83. Schlafe ohne Handy besser ein

Gemütlich mit dem Handy im Bett liegend, lassen wir uns durch die Weiten des Internets treiben, checken Social-Media-Plattformen oder schreiben E-Mails. Dabei ist diese Angewohnheit sehr ungesund: Handynutzung vor dem Schlafen hält unseren Geist beschäftigt, es ist viel schwieriger für uns, nachdem wir das Handy ausgeschaltet haben, auch im Kopf abzuschalten. Unsere (unbewussten) Gedanken kreisen um all die Eindrücke, die wir gerade erhalten haben, um all die Dinge, die wir in Zukunft erledigen wollen oder müssen und lassen uns innerlich nur schwer zur Ruhe kommen.

Das blaue Licht des (Smartphone-)Bildschirms verstärkt diese Unruhe und ist schlecht für unseren Schlaf. Das Licht vermindert bzw. stört unsere Melatoninproduktion, das Hormon, das für unseren Schlaf-wach-Rhythmus zuständig ist. Als Folge brauchen wir länger, um einzuschlafen, und schlafen unruhiger. Zudem verkürzt blaues Licht die Dauer des sogenannten REM-Schlafs, was zu körperlichen und psychischen Beschwerden führen kann. Selbstverständlich sollten nicht nur Smartphones, sondern auch Tablets und Fernseher ein bis zwei Stunden vor dem Schlafen nicht mehr genutzt werden.

AUF EINEN BLICK: DAS BRINGT DIR DIESES HEALTHY HABIT
Keine Bildschirmnutzung vor dem Schlafengehen lässt dich innerlich ruhiger und entspannter sein und besser ein- und durchschlafen.

So klappt es:
- Verbanne Bildschirme aus deinem Schafzimmer.
- Nutze einen analogen Wecker.
- Schreibe Tagebuch oder lies ein Buch vor dem Zubettgehen.

84. Reflektiere den Tag und führe ein Tagebuch

Ein Tagebucheintrag am Abend kann von unschönen Gedanken befreien und uns dadurch mehr Entspannung und besseren Schlaf schenken. Tagebuchschreiben kann uns aber auch glücklicher und zufriedener machen, da uns bewusst wird, was wir Schönes erlebt haben. Es hilft bei der Selbstreflexion, fördert die Fokussierung auf unsere Gedanken und Gefühle und hilft uns, diese besser zu verstehen. In einem Tagebuch sammeln wir Erinnerungen und können uns so Jahre später detailreicher an Entwicklungen und Gefühle erinnern. Tagebuchführen kann helfen, unser Leben besser zu verstehen und zu ordnen, eigene Stärken und Schwächen zu erkennen, das Selbstbewusstsein zu stärken und Prioritäten für die Zukunft zu setzen.

Ein Tagebuch sollte regelmäßig geführt werden, es muss aber nicht täglich sein; auch wöchentlich oder nur bei Bedarf sind gute Möglichkeiten. Es muss auch nicht immer analog sein: Wer nicht gerne schreibt, kann sich als Video oder Sprachmemo aufnehmen.

AUF EINEN BLICK: DAS BRINGT DIR DIESES HEALTHY HABIT
Tagebuchführen hilft dir, deine eigenen Gedanken und Gefühle besser wahrzunehmen und zu verstehen, es entspannt dich und macht dich zufriedener und dankbarer.

So klappt es:
- Besorge dir ein schönes Tagebuch und vielleicht auch einen speziellen Stift, den du nur hierfür verwendest.
- Schaffe dir, z. B. abends vor dem Zubettgehen, Zeit dafür.
- Der Tagebucheintrag ist nur für dich, schreibe, male, skizziere so, wie es sich für dich richtig anfühlt. Es muss kein ausführlicher Erlebnisbericht in ganzen verständlichen Sätzen sein.

85. Gehe nicht wütend ins Bett

So, wie man nicht mit vollem Magen ins Bett gehen soll (**s. Idee 57**), sollte man dies auch nicht mit einem negativ gefüllten Kopf tun. Es gibt zwar das Sprichwort „Eine Nacht darüber schlafen", bei Streitigkeiten ist das aber keine gute Lösung. Negative Gefühle oder wütende Gedanken verfestigen sich nämlich über Nacht, und am Morgen kommt uns der Streit oder die Meinungsverschiedenheit oft deutlich schlimmer vor, als es war. Außerdem sorgen wütende Gedanken, wie man sich denken kann, für eine schlechtere Schlafqualität und mehr Müdigkeit am kommenden Tag.

AUF EINEN BLICK: DAS BRINGT DIR DIESES HEALTHY HABIT

Ohne wütende Gedanken ins Bett zu gehen, lässt dich besser ein- und durchschlafen.

So klappt es:

- Versuche, konstruktive Diskussionen bzw. Streitgespräche zu führen, indem beide Parteien sich gegenseitig zuhören und versuchen, sich auch in die andere Perspektive hineinzuversetzen. So können Streitigkeiten am besten beigelegt werden.
- Lasse Entschuldigungen zu und verzeihe deinem Gegenüber. Sei aber auch selbst bereit, dich für etwas zu entschuldigen.
- Versucht, gemeinsam eine Lösung zu finden.
- Wenn sich am Abend bzw. in der Nacht ein Streit anbahnt, versuche, die Diskussion wenn möglich auf den nächsten Tag zu verschieben.

Kleiner Zwischenstopp: Finde heraus, wie du dich am besten entspannst

Ziel:
Individuell zu dir passende Entspannungsmöglichkeiten finden, eigene Healthy Habits schaffen.

Aufgabe:
Nimm dir Papier und Stift und sammle entspannende Tätigkeiten. Versuche Tätigkeiten zu finden, die ohne Bildschirmmedien auskommen, da diese meist nur auf den ersten Blick, aber nicht wirklich entspannen. Baue dann immer wieder eine dieser Tätigkeiten in dein Leben ein. Vielleicht klappt es, eine davon als festes Healthy Habit in deinen Alltag zu integrieren?

Hier einige Denkanstöße:
- Was hilft dir, einen entspannten Morgen zu erleben?
- Welche vorangegangenen Tätigkeiten helfen dir, abends gut und schnell einzuschlafen?
- Wie kannst du innerlich und äußerlich zur Ruhe zu kommen?
- Welche Tätigkeiten entspannen dich, was machst du gerne?
- Welche Tätigkeiten regen deine Fantasie an?
- Bei welchen Tätigkeiten hast du ein sogenanntes Flow-Erlebnis (die Zeit saust nur so vorbei und du fühlst dich währenddessen und nach der Tätigkeit ganz zufrieden)?
- Welche Tätigkeiten helfen dir, dich von deinen Gedanken abzulenken?

Struktur im Chaos schaffen:
Ideen für mehr Ordnung und Planung

ORDNUNG UND PLANUNG SORGEN FÜR …

- gesteigertes Wohlbefinden und Lebensqualität,
- weniger Stress und Hektik,
- mehr Entspannung,
- bessere psychische Gesundheit,
- gehobene Stimmung,
- besseren Überblick,
- einen klaren Kopf,
- höheres Selbstvertrauen,
- mehr Zeit für andere Dinge, die uns wichtig sind und
- erhöhte Leistungsfähigkeit und Produktivität.

Wir haben nur eine begrenzte Menge an Energie pro Tag. Diese sollten wir uns gut einteilen und nicht verschwenden. Eine gute Vorbereitung oder Alltagsstruktur kann uns viel Arbeit und somit wiederum Energie einsparen. **Meist sind es nur ein paar einfache Kniffe, die uns Zeit, Kraft und Entspannung schenken bzw. Stress reduzieren können.** Das tut nicht nur unserer Psyche, sondern auch unserem ganzen Körper gut.

So sagt man z. B. Sebastian Kneipp nach, er sei der Erfinder der Ordnungstherapie. Er zeigte, dass die Strukturierung der äußeren und inneren Lebensordnung wichtig für das Erlangen bzw. den Beibehalt des seelischen, aber auch körperlichen Gleichgewichts ist. Indem wir z. B. Reizüberflutung und Stress reduzieren, tun wir etwas für unsere Zufriedenheit und allgemeine Gesundheit. Unser Gehirn muss so nicht dauernd in einer „Habacht-Stellung" sein, sondern bekommt Orte und Zeiten, an denen es sich entspannen kann.

Wenn z. B. kurz vor Feierabend eine To-do-Liste für den kommenden Tag geschrieben wird, muss unser Gehirn nicht mehr im Hintergrund an all die morgen zu erledigenden Dingen denken. Außerdem stärkt es unser Selbstvertrauen, wenn wir das Gefühl haben, vorbereitet zu sein. Ein aufgeräumter Raum wirkt ebenfalls entspannender und macht uns glücklicher als ein unaufgeräumter. Andernfalls laufen neben vermehrten visuellen Eindrücken durch das Chaos auch noch emotionale Bewertungen und Entschuldigungen uns selbst gegenüber ab, die ein tatsächliches, vollkommenes Entspannen verhindern und der (unbewusst empfundene) Stresslevel nie ganz absinken lassen.

Es geht nun nicht darum, einen Putzwahn zu entwickeln oder immer krampfhaft am Organisieren und Optimieren zu sein, sondern durch kleine Angewohnheiten mehr Struktur und dadurch eine höhere Lebensqualität zu erreichen.

86. Stehe fünf Minuten früher als sonst auf

Wer fünf Minuten früher aufsteht, hat nicht wirklich viel Schlafzeit verloren, aber ganze fünf Minuten mehr Zeit für sich bzw., um entspannter in den Tag zu starten. Diese paar Minuten sind gut investierte Zeit, denn Studien zeigen, dass morgendliche Ruhe zahlreiche positive Effekte haben kann. Dazu gehören ein niedrigerer Blutdruck und ein geringeres Migräne-Risiko. Nur ein paar Minuten für uns selbst, ohne Hektik, lassen uns allgemein entspannter und selbstbestimmter in den Tag starten.

Am besten ist, wenn die freien Minuten am Morgen ohne Bildschirmmedien verbracht werden. Ob man die Zeit nun für ein langsames, bewusstes Aufwachen mit schönen Gedanken, für Dehnübungen, eine längere Dusche oder ein gesünderes Frühstück mit weniger Stress nutzt, ist egal.

AUF EINEN BLICK: DAS BRINGT DIR DIESES HEALTHY HABIT
Fünf Minuten morgens für dich lassen dich entspannter sein und selbstbestimmter in den Tag starten, zudem sinkt dein Blutdruck.

So klappt es:
- Gehe abends rechtzeitig ins Bett, damit du nicht müde bist.
- Mache dir beim Vorstellen des Weckers klar, dass du dir nicht Schlafzeit nimmst, sondern Me-Time am Morgen bzw. Entspannung und weniger Stress schenkst.
- Du kannst auch schrittweise vorgehen und deinen Wecker täglich nur um jeweils eine Minute vorstellen.
- Genieße deine fünf Morgenminuten bewusst und tue, was dir guttut, denke z. B. an fünf Dinge, auf die du dich an diesem Tag freust, meditiere, öffne das Fenster, atme frische Luft und trinke ganz achtsam deinen Kaffee oder Tee usw.

87. Mache jeden Morgen dein Bett

Es ist nur eine Kleinigkeit, aber sie kann, wie Untersuchungen zeigen, einen großen Unterschied machen: das eigene Bett am Morgen zu machen. Menschen, die ihr Bett machen, geben häufiger an, dass sie gut ein- und durchschlafen. Wahrscheinlich liegt das daran, dass sie auch sonst mehr Wert auf ein aufgeräumtes, ordentliches Schlafzimmer und eine gute Schlafhygiene legen.

Das Bettenmachen ist eine kleine Aufgabe am Anfang des Tages. Diese zu meistern, scheint die Selbstwirksamkeitserwartung des Einzelnen zu steigern, das Selbstwertgefühl zu verbessern – und auch andere Aufgaben werden optimistischer und zielsicherer angepackt. Es kann auch beobachtet werden, dass Menschen, die ihr Bett machen, eine bessere Stimmung und weniger gefühlten Stress haben.

AUF EINEN BLICK: DAS BRINGT DIR DIESES HEALTHY HABIT
Das eigene Bett am Morgen zu machen, fördert Ordnung und Selbstvertrauen, es hebt deine Stimmung, kann Stress reduzieren und deinen Schlaf verbessern.

So klappt es:
- Verknüpfe das morgendliche Bettmachen mit einem weiteren Habit, das du bisher schon jeden Morgen durchführst, z. B. Schlafzimmer lüften, Kaffeemaschine anmachen, oder führe es immer vor oder nach dem Zähneputzen durch.
- Beobachte bewusst, wie angenehm es ist, sich am Abend in ein gemachtes Bett statt in ein ungemachtes zu legen.
- Erinnere dich, gerade in der ersten Zeit (bis das Bettmachen eine feste Gewohnheit wird), mit einer Erinnerung im Handy oder einem Post-it an der Schlafzimmertür daran, das Bett zu machen.

88. Gewöhne dir feste handyfreie Zeiten an

Smartphones können eine Menge: Wir benutzen sie als Wecker, als Kalender oder Navigationsgerät, als Übersetzungshilfe oder Lexikon. Wir können damit ins Internet, auf Social-Media-Plattformen, Videos schauen und Musik hören. Kein Wunder, dass wir so viel Zeit mit ihnen verbringen. Laut einer Studie ist für knapp 70 Prozent die erste Tat am Tag der Griff zum Smartphone. Wir verbringen viel zu viel Zeit an diesen Geräten und vernachlässigen so reale Erlebnisse und Erfahrungen.

Der ständige Griff zum Handy macht Studien zufolge unzufrieden, verursacht Stress, stört den Schlaf und kann psychische Erkrankungen unterstützen. Bewusste Smartphone-freie Zeiten fördern dagegen die Entspannung und Selbstbestimmtheit, das Selbstwertgefühl und verbessern die Stimmung.

AUF EINEN BLICK: DAS BRINGT DIR DIESES HEALTHY HABIT
Wenn du deine Handynutzung reduzierst, steigerst du dein Selbstwertgefühl und deine Stimmung und du fühlst dich entspannter.

So klappt es:
- Schaffe dir bewusst feste handyfreie Zeiten, z. B. beim Essen, abends ab 20 Uhr oder den ganzen Sonntag.
- Schaffe dir zusätzlich handyfreie Orte, z. B. das Schlafzimmer oder das Esszimmer.
- Bewahre dein Smartphone dann außerhalb deiner Sichtweite auf oder schalte es aus.
- Nutze Alternativen, wie einen analogen Wecker, ein Buch statt E-Book, oder einen Papierkalender.
- Begrenze deine Handyzeit bewusst auf maximal zwei Stunden pro Tag und versuche, diese nicht zu überschreiten.

89. Strukturiere dich mit To-do-Listen

Gerade, wenn viel ansteht und wir das Gefühl haben, dass wir an tausend Dinge gleichzeitig denken müssen, können To-do-Listen helfen. Die Erstellung dieser Listen entlastet unser Gedächtnis, wir können anstehende Aufgaben übersichtlich nach Zugehörigkeiten oder Dringlichkeiten sortieren und uns somit einen besseren Überblick über alles, was zu tun ist, verschaffen. Außerdem aktivieren wir unser Belohnungssystem, da wir erledigte Dinge einfach streichen bzw. abhaken können. Unser Gehirn liebt es, Dinge zu vollenden, und belohnt unsere Arbeit mit einem kleinen Erfolgsgefühl.

To-do-Listen können uns als Papierliste am Arbeitsplatz, als Post-it am Küchentisch und Kühlschrank oder als digitale Notiz im Handy an alles Wichtige erinnern. Studien zeigen, dass wir weniger Stress empfinden, wenn wir unsere Aufgaben aufgeschrieben haben, wir können fokussierter arbeiten und abends entspannter und schneller einschlafen.

AUF EINEN BLICK: DAS BRINGT DIR DIESES HEALTHY HABIT
To-do-Listen entspannen dich und motivieren dich, anstehende Aufgaben in Angriff zu nehmen.

So klappt es:
- Schreibe dir morgens eine To-do-Liste (auf Papier, Post-it, App), was du heute alles erledigen willst bzw. musst. Achte aber darauf, die Liste nicht zu überladen.
- Ordne deine To-do-Liste nach Dringlichkeit: Was muss bald fertig bzw. erledigt sein? Und sortiere nach Aufgabengebieten, z. B. Arbeit, Urlaubsplanung, Einkaufsliste.
- Gehe die Liste(n) regelmäßig durch und streiche Erledigtes.

90. Schaue täglich in deinen Kalender, um den Überblick zu behalten

Wer täglich in seinen Kalender schaut, hat einen besseren Überblick über die Termine und Aufgaben der kommenden Tage. Böse Überraschungen, wie (fast) verpasste Termine oder Abmachungen, bleiben aus, Geburtstage werden nicht vergessen und auf schöne anstehende Ereignisse kann man sich vorfreuen. Denn nichts ist stressiger, als am Morgen daran erinnert zu werden, dass heute etwas Besonders ansteht, das man bisher nicht im Blick hatte. Wir wissen so, was auf uns zukommt und können am Morgen direkt in den Tag starten bzw. nötige Vorbereitungen früh genug treffen.

AUF EINEN BLICK: DAS BRINGT DIR DIESES HEALTHY HABIT
Der regelmäßige Blick in den Kalender reduziert Stress, hilft beim Planen und Vorbereiten und kann dir helfen, dich auf etwas Schönes vorzufreuen.

So klappt es:
- Halte deinen Kalender griffbereit und schaue mindestens einmal täglich, z. B. immer morgens oder abends, hinein.
- Schiebe nötige Vorbereitungen nicht auf, sondern führe sie direkt durch bzw. plane sie fest ein.
- Nutze im Beruf freitags die letzten 20 Minuten für die Planung der kommenden Woche bzw. des Montags. So weißt du, was nach dem Wochenende auf dich zukommt, und kannst entspannt ins Wochenende starten.
- Solltest du abends bemerken, dass morgen doch etwas Unerwartetes ansteht, stelle den Wecker für den kommenden Tag früher, damit du noch vorbereiten kannst.

91. Halte die 30-Sekunden-Aufräumregel ein

Die 30-Sekunden-Aufräumregel besagt, dass jeder Aufräum-Handgriff, der weniger als 30 Sekunden dauert, direkt ausgeführt und nicht auf später verschoben wird. Das bedeutet z. B., die Jacke nach dem Nachhausekommen direkt aufzuhängen, und nicht erst über einen Stuhl zu legen, oder einen schmutzigen Teller direkt in die Spülmaschine zu stellen.

Es sind nur kleine Handgriffe, die kaum Zeit kosten, aber dafür sorgen, dass die Wohnung aufgeräumt aussieht und sich später viele kleine Handgriffe nicht zu einem Aufräummarathon aufaddieren.

Wer in einer aufgeräumten Umgebung lebt, hat weniger gefühlten und tatsächlichen Stress, allein schon, weil man Dinge schneller wiederfindet und sich in aufgeräumten Umgebungen tendenziell wohlerfühlt.

AUF EINEN BLICK: DAS BRINGT DIR DIESES HEALTHY HABIT
Dadurch, dass du kleine Handgriffe sofort erledigst, ist es immer etwas aufgeräumter und weniger stressig.

So klappt es:
- Verstaue beim Nachhausekommen Schlüssel, Handtasche, Jacke usw. gleich an ihren Platz.
- Räume benutztes Geschirr direkt in die Spülmaschine.
- Stelle benutzte Gegenstände gleich wieder an ihren Platz, wie z. B. Stifte, Bücher, Locher oder Tacker.
- Lasse keine Ansammlungen von Krimskrams entstehen, versuche, für alles einen festen Platz zu haben, am besten in einer Schublade oder einem Schrank.

92. Traue dich einmal mehr als sonst, Nein zu sagen

In der Familie, im Bekanntenkreis und im Beruf ist es wichtig, dass wir auch mal „Nein" sagen. Besonders bei Freund*innen und Bekannten fällt es uns oft schwer, kleine Bitten oder Verabredungsanfragen abzulehnen, auch dann, wenn wir eigentlich weder Zeit noch Lust dazu haben. Gerade bei Menschen, die uns nahestehen, sollten Begründungen wie „Das wird mir gerade zu viel" oder „Ich brauche mal Zeit für mich" ehrlich ausgesprochen werden. Das fördert Offenheit in der Beziehung und es ist wichtig, auch mal die eigenen Belange auszusprechen und sich nicht immer hintanzustellen.

„Nein" zu sagen, bedeutet nicht automatisch, unhöflich zu anderen zu sein, sondern auf sich selbst achtzugeben. Sich selbst Belastungen aufzuhalsen kann auf die Dauer weder für einen selbst noch für die Beziehung zu der anderen Person zuträglich sein.

AUF EINEN BLICK: DAS BRINGT DIR DIESES HEALTHY HABIT
Ein ehrliches „Nein" nimmt dir zusätzliche Belastungen ab und fördert die Offenheit in der Beziehung.

So klappt es:
- Sei bei einer Bitte oder Anfrage von anderen dir gegenüber ehrlich. Hast du Kapazität, zu helfen? Wenn nicht, sei ehrlich.
- Verwende keine Notlügen, sondern sei einfach ehrlich, dein Gegenüber wird das schätzen.
- Manchmal helfen auch ein Kompromiss bzw. eine Alternative: „Ich kann dir an dem Tag nicht beim Umzug helfen, aber ich leihe dir gerne meinen Anhänger."

93. Finde Zeit für dich und plane Me-Time fest ein

Egal wie stressig unser Alltag ist, es ist wichtig, dass wir regelmäßige Zeiten für uns selbst einplanen. Solche Auszeiten machen uns ausgeglichener, zufriedener und entspannter, wir können Energie tanken und sind danach wieder leistungsfähiger für Beruf und Familie. Diese Me-Time (engl. „meine Zeit") ist nur für uns bestimmt. Wir sollten in dieser Zeit unser Handy ausstellen und ggf. Familienmitgliedern klar kommunizieren, dass wir für eine bestimmte Dauer nicht ansprechbar sind. In dieser Me-Time sollten wir uns um uns selbst kümmern, denn das stärkt nachweislich unsere psychische und physische Gesundheit.

Wie Me-Time nun aussieht, ist abhängig von den jeweiligen Vorlieben. Manche entspannen gerne in einer warmen Badewanne und gönnen sich danach etwas Wellness, andere genießen einfach die Ruhe bei einem Waldspaziergang, wieder andere gehen joggen. Es gibt viele Möglichkeiten, Selbstfürsorge zu betreiben.

AUF EINEN BLICK: DAS BRINGT DIR DIESES HEALTHY HABIT
Me-Time entspannt, macht ausgeglichener und zufriedener und wirkt positiv auf die psychische und körperliche Gesundheit.

So klappt es:
- Plane am besten mindestens wöchentlich feste Me-Time ein.
- Schreibe dir diesen Termin in den Kalender, damit du wirklich freie Zeit dafür hast bzw. behältst.
- Schalte Störquellen wie Handy oder Computer aus, verabrede mit Familienmitgliedern, in dieser Zeit nicht gestört zu werden.
- Nutze deine Me-Time für Sachen und Erlebnisse, die dir guttun und dir Freude machen.

94. Plane kleine Verschnaufpausen ein

Gerne packen wir uns den Alltag viel zu voll. Für das, was wir eigentlich wollen und brauchen, ist dann oft keine Zeit mehr, weil wir so viele andere Verpflichtungen haben. Dabei sollten wir es uns viel mehr zur Gewohnheit machen, kleine Zeitpuffer bzw. echte Atempausen fest einzuplanen. Genau gleichwertig, wie wir auch andere Termine fest einplanen. Denn die theoretische Planung eines Tages wird in Realität so gut wie nie genau so eingehalten werden können, wie wir es uns vornehmen. Unvorhergesehene Dinge wie ein unerwarteter Telefonanruf oder Besuch, die Unpünktlichkeit anderer, ein Stau usw. werden immer mal passieren. Deshalb können uns schon vorher fest eingeplante Pufferzeiten Ruhe und Entspannung in sonst möglicherweise stressig werdenden Zeiten schenken.

Wenn wir die Tage so „luftig" planen, werden wir unsere To-do-Liste deutlich öfter abgearbeitet bekommen und setzen uns selbst erheblich seltener unter unnötigen Druck. Sollte dann mal etwas freie Zeit entstehen, können wir diese zum Durchatmen bzw. für uns selbst verwenden oder eben tatsächlich noch etwas anderes erledigen.

AUF EINEN BLICK: DAS BRINGT DIR DIESES HEALTHY HABIT
Fest eingeplante Pufferzeiten schenken dir Ruhe und Entspannung und lassen dich ein realistisches Arbeitspensum schaffen.

So klappt es:
- Plane deine Tage luftig, plane Pausen, Erholung usw. als feste Termine ein, die ebenso wichtig wie andere sind.
- Versuche, zu Beginn deine typischen Aufgaben mit einer Stoppuhr zu verfolgen, dann kannst du in Zukunft realistischer planen. Viele Dinge dauern in der Realität länger, als wir annehmen.

95. Befreie dich von Ballast und miste regelmäßig aus

Ein durchschnittlicher Haushalt in Deutschland besitzt ca. 10.000 bis 50.000 Gegenständen, vor hundert Jahren waren es noch durchschnittlich 180 Gegenstände. Ausmisten bedeutet, sich bewusst zu werden, was man alles besitzt, was man behalten möchte und was man nicht mehr benötigt. Da Menschen nach Veränderung streben – niemand will, dass sein Leben in zehn Jahren noch ganz genauso aussieht, wie es heute ist –, hilft Ausmisten, Veränderungen bewusst anzugehen. Es können ganz kleine oder auch größere Veränderungen sein, die damit angeschoben werden. Beim Ausmisten geht es nicht darum, sich schweren Herzens von geliebten Dingen zu trennen, sondern Dinge neu wertzuschätzen, möglicherweise Dinge wiederzufinden bzw. zu entdecken und nicht mehr Benötigtes loszulassen und weiter voranzuschreiten.

Wenn am Tag nur eine Sache (natürlich dürfen es auch mehrere sein) ausgemistet wird, kann das Habit problemlos in den täglichen Alltag integriert werden. Ausmisten heißt nicht unbedingt wegwerfen, vielleicht kann der Gegenstand weitergegeben oder sogar weiterverkauft werden?

AUF EINEN BLICK: DAS BRINGT DIR DIESES HEALTHY HABIT
Ausmisten macht eigene Prioritäten klar, lässt dich bestimmte Dinge wieder wertschätzen und fördert ein bewusstes Leben.

So klappt es:
- Miste nach Zimmern oder Kategorien aus.
- Sammle in geeigneten Behältern nach Gegenstandart geordnet, so kannst du z. B. nach einem Monat alles aus Glas auf einmal zum Altglas bringen.
- Versuche, etwas Altes auszumisten, wenn etwas Neues (z. B. ein Geschenk oder ein Kauf) dazukommt.

Kleiner Zwischenstopp: Finde heraus, wie deine innere Uhr tickt

Ziel:
Eigene Leistungskurve, den individuellen Tagesrhythmus erkennen.

Jeder Mensch hat eine eigene innere Uhr. Diese ist abhängig von den eigenen Genen und auch von den Lichtverhältnissen im Alltag. Es gibt grob vier Typen. Da sind die Menschen, die von selbst früh aufwachen, meist direkt leistungsfähig sind und gerne früh ins Bett gehen (Früh-Typen). Und es gibt die Langschläfer (Spät-Typen), die gerne spät aufstehen, lange wach bleiben und meist auch spät abends noch fit und aktiv sind. Des Weiteren gibt es noch die Mittagsschläfer, die am Nachmittag müde werden, aber morgens und abends leistungsfähig sind. Und die Nachmittags-Typen, die am Nachmittag besonders leistungsfähig und dafür morgens und abends müde sind.

Frage dich ehrlich:

- Welcher Typ bist du? Wenn du dir nicht sicher bist, achte in den kommenden Tagen mal darauf, wann du besonders müde oder fit bist. Wann dir die Arbeit leichtfällt, wann du gerne aufstehen würdest und wann du gerne ins Bett willst.
- Kannst du deinen Alltag (Schlafzeiten, Arbeitszeiten, Pausen) mehr nach deiner inneren Uhr auslegen bzw. anpassen?
- Wie fühlst du dich, wenn du deinen Alltag z. B. im Urlaub etwas mehr nach deiner inneren Uhr gestaltest?

Familie, Freund*innen und Beruf vereinen: Ideen für eine ausgewogene Work-Life-Balance

EINE AUSGEWOGENE WORK-LIFE-BALANCE …

- steigert die eigene Zufriedenheit,
- erhöht das Wohlbefinden und die Lebensqualität,
- reduziert (das Empfinden von) Stress,
- sorgt für mehr Entspannung,
- stärkt die psychische Gesundheit,
- hebt die Stimmung,
- verlängert die Lebenserwartung,
- erhöht die Resilienz (mentale Widerstandskraft) und
- steigert das Selbstwertgefühl und Selbstvertrauen.

Neben den allgemein bekannten Faktoren für ein gesundes Leben, wie eine ausgewogene Ernährung und ausreichend Bewegung, dürfen die sozialen Beziehungen nicht vergessen werden. **Erfüllende soziale Kontakte können ein längeres, gesünderes und glücklicheres Leben fördern und unterstützen** – ganz besonders im Alter wird dieser Faktor ein ganz entscheidender.

Menschen mit einem qualitativ hochwertigen Sozialleben werden seltener krank, haben ein widerstandsfähigeres Immunsystem, weniger Stress und leben länger. Die Qualität der Beziehungen, nicht die Menge an Freund*innen ist entscheidend. Wir sollten alle nach Momenten streben, in denen wir uns rundum wohlfühlen. Dabei handelt es sich meist um Momente, die wir in angenehmer Gesellschaft gemeinsam, entspannt redend und lachend verbringen. Wir sollten keinesfalls soziale Momente zugunsten von unliebsamer beruflicher Arbeit zurückfahren, sondern eine gute Balance, ein ausgewogenes Verhältnis von beidem finden. Denn nur dann, so zeigen es viele Studien, sind wir glücklich, zufrieden und auch langfristig gesund und leistungsfähig.

Feste Rituale, wie regelmäßige Treffen oder (Telefon-)Gespräche mit Freund*innen, die uns guttun, ein tatsächliches Feierabend-Machen oder ein Arbeitsalltag mit ausreichend Pausen, helfen uns dabei, im psychischen und körperlichen Gleichgewicht zu bleiben.

96. Räume deinen Arbeitsplatz auf und schaffe Ordnung

Nach getaner Arbeit den Arbeitsplatz aufzuräumen, dauert meist nicht lange, vermittelt uns aber, dass nun „Feierabend" ist, wir nicht mehr – bewusst oder unbewusst – über die Arbeit nachdenken müssen und wir uns nun voll und ganz anderen Dingen widmen können. Am Morgen bzw. wenn wir das nächste Mal zu arbeiten beginnen, schenkt ein aufgeräumter Arbeitsplatz mehr Klarheit, reduziert Stress und mentale Überforderung und lässt uns zielgerichteter und produktiver arbeiten.

Einige Studien zeigen aber umgekehrt auch: Wenn es um kreative Schaffensprozesse geht, kann ein unaufgeräumter Schreibtisch unterstützend wirken.

AUF EINEN BLICK: DAS BRINGT DIR DIESES HEALTHY HABIT
Ein aufgeräumter Arbeitsplatz schafft mehr Klarheit und reduziert Stress.

So klappt es:
- Räume nach der Arbeit alles, was du nicht täglich für deine Arbeit benötigst, direkt auf – so entsteht kein Chaos.
- Räume Müll und benutztes Geschirr am besten immer direkt auf: Kurze Bewegungspausen tun gut (**s. Idee 99**).
- Reduziere Gegenstände auf deinem Schreibtisch: Was brauchst du wirklich auf dem Tisch, was kann auch in einem Regal, in einer Schublade verstaut werden?
- Sorge jeden Freitag für gründliche Sauberkeit, nimm alle Gegenstände hoch, wische Staub und gegebenenfalls feucht über den Tisch.

97. Steigere deine Konzentration und lüfte jede Stunde

Abgestandene Luft riecht nicht nur unangenehm, sondern tut uns auch nicht gut. Regelmäßiges Lüften hingegen fördert die Konzentration und beugt Kopfschmerzen, Müdigkeit, Infektionen und trockenen Schleimhäuten vor. Besonders, wenn mehrere Menschen in einem Raum sind, muss regelmäßig gelüftet werden. Denn jede*r von uns atmet pro Stunde ca. 15 Liter Kohlendioxid aus (bei körperlicher Aktivität natürlich deutlich mehr), der Sauerstoffanteil in der Luft sinkt somit. Durch regemäßiges Stoßlüften kann wieder Sauerstoff zugeführt und unerwünschte Stoffe wie Kohlendioxid können abgeführt werden.

AUF EINEN BLICK: DAS BRINGT DIR DIESES HEALTHY HABIT
Eine gute Luftqualität in Innenräumen fördert das Wohlbefinden, die Gesundheit und steigern deine Leistungsfähigkeit.

So klappt es:
- Immer stoß- oder querlüften – gekippte Fenster reichen nicht aus.
- In Büroräumen sollte alle 60 Minuten gelüftet werden.
- In Besprechungs- und Seminarräumen sollte alle 20 Minuten ausreichend gelüftet werden.
- Wegen des Temperaturunterschiedes liegt die Mindestlüftungsdauer im Winter bei drei, im Frühling und Herbst bei fünf Minuten, im Sommer sollten es zehn bis zwanzig Minuten sein.
- Stelle dir einfach einen Timer, der dich an das regelmäßige Lüften erinnert.

98. Sprich ein Lob aus, wenn dir etwas gefällt

Es tut nicht nur gut, ein Lob zu erhalten, auch ein Lob auszusprechen hat eine positive Wirkung auf uns. Durch die gute Laune, Freude und Dankbarkeit des anderen reagiert auch unser Gehirn und schüttet „Glückshormone" aus. Wir können durch Komplimente nicht nur andere, sondern auch uns selbst glücklich machen. Das sollte zwar nicht der Grund sein, andere zu loben, aber ein schöner Nebeneffekt ist es auf jeden Fall.

AUF EINEN BLICK: DAS BRINGT DIR DIESES HEALTHY HABIT
Ausgesprochene Komplimente und Lob machen dein Gegenüber, aber auch dich selbst glücklich(er).

So klappt es:
- Mache deinem oder deinen Liebsten jeden Tag ein ernst gemeintes Kompliment oder lobe ihn oder sie.
- Mache nur Komplimente, die ernst gemeint sind, und verwende Lob nicht zur Manipulation.
- Sprich nette, angemessene Gedanken über Fremde, Nachbarn oder Bekannte aus, sie werden sich freuen, z. B. „Sie haben aber schöne Schuhe", „Meine ganze Familie liebt Ihre Brötchen, ich bin sehr froh, dass ich Ihre Bäckerei entdeckt habe."
- Überschütte andere aber nicht mit Komplimenten, sonst wirken sie nicht mehr glaubwürdig.
- Es muss nicht immer persönliches Lob sein, du kannst es auch schriftlich festhalten und eine „Gut gemacht"- oder „Danke"-Karte an jemanden senden.

99. Sitze 40, stehe 15, gehe 5 Minuten

In unserem Alltag verbringen wir viel zu viel Zeit im Sitzen. Dadurch entstehen zahlreiche gesundheitliche Probleme, wie Nacken- und Schulterverspannungen, Rückenschmerzen, und das Risiko für Übergewicht, Diabetes oder Bluthochdruck steigt. Des Weiteren kann die mangelnde Bewegung dazu führen, dass Müdigkeit oder Erschöpfung auftreten.

Eine einfache Methode, zu langes Sitzen im privaten und beruflichen Kontext zu vermeiden bzw. zu reduzieren, ist die 40-15-5-Regel. Hier wird jede Stunde aufgeteilt in 40 Minuten sitzen, 15 Minuten stehen und fünf Minuten bewegen. Natürlich gibt es Berufe oder Situationen, in denen diese Regel nicht umsetzbar ist, aber wann immer möglich, sollte sie angewandt werden, da sie recht einfach zu merken ist, ohne zusätzliches Equipment auskommt und die ungesunde Sitzzeit um fast ein Drittel reduzieren kann.

AUF EINEN BLICK: DAS BRINGT DIR DIESES HEALTHY HABIT
Mit der 40-15-5-Regel verringerst du ungesunde Sitzzeit um ein Drittel und tust deiner Gesundheit etwas Gutes.

So klappt es:
- Stelle dir, gerade zu Beginn, einfach einen Timer, der dich daran erinnert, zu stehen bzw. aktiv zu werden.
- Verbinde Arbeiten mit Stehen oder Bewegung, z. B. telefoniere im Stehen, geh zu nahen Kolleg*innen, statt sie anzurufen.
- Gestalte Wartezeiten aktiv, mache z. B. Kniebeugen, bis das Teewasser kocht.
- Nutze einen höhenverstellbaren Schreibtisch oder ein mittelhohes Regal, an dem du 15 Minuten pro Stunde im Stehen arbeiten kannst.

100. Mache wirklich Feierabend

Studien zeigen, dass fast die Hälfte aller Arbeitnehmer*innen auch nach Arbeitsende nicht richtig abschaltet. Viele geben an, gedanklich immer noch bei der Arbeit zu sein und z. B. E-Mails auch nach Feierabend noch zu lesen bzw. zu bearbeiten. So kann keine wirkliche Entspannungs- und Erholungsphase stattfinden, die wir aber brauchen, um leistungsfähig zu sein bzw. zu bleiben. Nur so können wir psychisch und körperlich gesund sein und bleiben und ein erfüllendes Privatleben haben. Wer mit dem halben Kopf immer bei der Arbeit ist, kann sich nicht voll auf die Familie, Freund*innen oder Hobbys konzentrieren.

Gerade die dauernde Erreichbarkeit kann ein großer Stressfaktor sein und Folgen wie Bluthochdruck, Schlafprobleme, Reizbarkeit, Tinnitus oder Burnout mit sich bringen. Um Arbeit und Privatleben in Balance zu halten, empfiehlt es sich, pünktlich und tatsächlich Feierabend zu machen. Zudem erhöhen regelmäßige Überstunden Studien zufolge das Risiko für Schlaganfälle und Herzerkrankungen stark.

AUF EINEN BLICK: DAS BRINGT DIR DIESES HEALTHY HABIT
Wirklicher Feierabend reduziert Stress, fördert Erholung und beugt körperlichen und psychischen Erkrankungen vor.

So klappt es:
- Plane deinen Arbeitstag so, dass du rechtzeitig Feierabend machen kannst. Fange z. B. nicht kurz vor Arbeitsende noch neue, große Aufgaben an.
- Lege deine Termine so, dass sie zeitlich nicht mit deinem geplanten Arbeitsende kollidieren.
- Versuche, so wenig Ausnahmen wie möglich zu machen.
- Lasse Diensthandy und Laptop (wenn möglich) zu Hause aus.

101. Nimm dir Zeit für eine Mittagspause

Viele von uns nutzen ihre Mittagspause nicht (nur) zur Entspannung und Regeneration, sondern erledigen in dieser Zeit Besorgungen oder Organisatorisches, wie die Verschiebung des ungünstig liegenden Zahnarzttermins. Studien besagen, dass sogar etwas mehr als ein Drittel von uns mehrmals pro Woche komplett durcharbeitet und sich gar keine Ruhepause gönnt. Dabei sind regelmäßige Pausen, besonders die Mittagspause, für unsere körperliche und geistige Gesundheit dringend notwendig. Unser Körper wurde bis zu diesem Zeitpunkt körperlich und geistig herausgefordert und benötigt dringend etwas zu essen. Am besten etwas Gesundes und Warmes, das in Ruhe und im Sitzen verzehrt wird.

Nicht nur zum Essen brauchen wir eine Unterbrechung der bisherigen Tätigkeit, am besten einen direkten Gegensatz. Der körperlich aktive Dachdecker sollte eine ruhige, sitzende Pause machen, der Büroarbeiter sollte aktiv werden und an der frischen Luft einen kleinen Spaziergang machen. Pausen helfen, Stress abzubauen, neue Energie zu tanken, leistungsfähiger und kreativer zu werden. Selbstverständlich sollten auch alle, die keiner klassischen, bezahlten Arbeit nachgehen, dringend darauf achten, (Mittags-)Pause zu machen, z. B. Eltern, wenn das Baby schläft.

AUF EINEN BLICK: DAS BRINGT DIR DIESES HEALTHY HABIT
Eine (Mittags-)Pause hilft dir, Stress zu reduzieren, neue Energie zu tanken und leistungsfähiger und kreativer zu sein.

So klappt es:
- Achte darauf, was dir guttut: Ist es ein Mittagessen mit Kolleg*innen oder lieber eine Mittagspause allein im Park?
- Wenn du kannst, achte auf deinen Körper: Wann signalisiert er dir, dass er eine Pause braucht?

102. Verbringe deine Zeit mit Menschen, die dir guttun

Nach dem Kontakt zu manchen Menschen geht es uns richtig gut, wir sind besser gelaunt, zuversichtlicher und haben mehr Energie. Manche Menschen tun uns einfach rundum gut. Das müssen nicht immer die Freund*innen sein, die wir schon unser halbes Leben lang kennen, es können auch Bekannte sein, die wir nicht regelmäßig sehen, bei denen aber immer auf Anhieb alles passt und es sich auf beiden Seiten stimmig und gut anfühlt. Auf der anderen Seite gibt es Menschen, die uns nicht guttun, die uns „runterziehen", bei denen wir uns irgendwie unwohl und anschließend ausgelaugt fühlen.

Wir sollten viel öfter versuchen, uns mit Menschen zu umgeben, die uns guttun, ob im Privaten aber auch im Alltagsleben. Denn auch im Beruf kann man feststellen, dass durch Kollegen-Freund*innen die Produktivität, das Arbeitsklima und die Zufriedenheit im Job steigen.

AUF EINEN BLICK: DAS BRINGT DIR DIESES HEALTHY HABIT
Wenn du Zeit mit Menschen verbringst, die dir guttun, steigt deine Stimmung, du bist produktiver und hast mehr Energie.

So klappt es:
- Beobachte bewusst, wie es dir bei oder nach Treffen mit bestimmten Bekannten, Freund*innen und Kolleg*innen geht.
- Wenn du merkst, dass dir bestimmte Kontakte nicht guttun, dann sage auch mal „Nein" und fühle dich nicht gezwungen, deine Freizeit mit ihnen zu verbringen.
- Nimm dir Zeit für Freundschaften, die dir guttun. Melde dich regelmäßig bei ihnen und triff dich mit ihnen.
- Verbringe im Job deine Pausen bewusst mit Menschen, die dir guttun und dir neue Energie geben.

103. Stelle unnötige Push-Nachrichten ab

Dass Push-Nachrichten auf dem Handy uns nicht nur mit den neusten Nachrichten versorgen, sondern auch Stress verursachen können, ist uns eigentlich klar. Dennoch fällt es uns oft schwer, diese Benachrichtigungen abzustellen. Wir wollen immer informiert sein, wollen wissen, wenn jemand unseren Beitrag gut findet oder uns eine Frage stellt. Gut ist das für unsere geistige Gesundheit jedoch nicht.

Jede positive Nachricht aktiviert das Belohnungszentrum unseres Gehirns. Dopamin wird ausgeschüttet, und da sich das gut anfühlt, wird es so etwas wie eine kleine Sucht. Wenn uns dann mal keine Nachrichten, Herzen usw. erreichen, kommt Stress auf und unsere Stimmung sinkt. Zudem beeinflussen diese Benachrichtigungen unseren Schlaf. Wir haben unbewusst regelrecht Angst, etwas zu verpassen, und können oft nicht richtig abschalten. Push-Nachrichten stören auch unsere Leistungsfähigkeit, Konzentration und Produktivität, da wir immer wieder in unserer Arbeit und unseren Gedanken unterbrochen werden. Studien zeigen, dass wir nach einer Benachrichtigung ca. 23 Minuten brauchen, um wieder voll und ganz zur vorigen Aufgabe zurückzukommen.

AUF EINEN BLICK: DAS BRINGT DIR DIESES HEALTHY HABIT
Ohne Push-Benachrichtigungen am Handy bist du entspannter, konzentrierter, leistungsfähiger und schläfst besser.

So klappt es:
- Schalte Push-Benachrichtigungen ganz aus oder versetze dein Handy zu bestimmten Zeiten (z. B. während der Arbeitszeit, wenn du in Gesellschaft bist oder isst) wenigstens in einen Ruhemodus.
- Überdenke, welche der Push-Nachrichten wirklich sinnvoll und nützlich für dich sind.

104. Gönne dir regelmäßig eine Bildschirmpause

Eigentlich wissen wir es alle: Zu viel Zeit am Bildschirm tut uns nicht gut. Dennoch arbeiten sehr viele Menschen viele Stunden am Stück am Bildschirm. Und auch in unserer Freizeit schaffen wir es sehr oft nicht, uns loszureißen, und scrollen durch die sozialen Medien, schreiben noch ein paar Nachrichten und E-Mails oder surfen durch das Internet.

Wenn wir es schon nicht schaffen, den Bildschirm ganz auszumachen, sollten wir mindestens alle 20 Minuten für wenigstens 20 Sekunden 20 Fuß weit (die Regel kommt aus England, 20 Fuß entsprechen ca. sechs Metern) in die Ferne schauen. Diese kleine Regel kann Überanstrengung, Augenproblemen, Kopfschmerzen und Ermüdung vorbeugen. Selbstverständlich darf die Bildschirmpause gerne deutlich länger sein.

AUF EINEN BLICK: DAS BRINGT DIR DIESES HEALTHY HABIT
Kurze, regelmäßige Bildschirmpausen beugen Ermüdung, Überanstrengung, Augenproblemen und Kopfschmerzen vor.

So klappt es:

- Schaue alle 20 Minuten für mindestens 20 Sekunden aus dem Fenster in die Ferne.
- Stelle dir einen Timer, um alle 20 Minuten erinnert zu werden.
- Nutze die kleine Bildschirmpause auch dazu, aufzustehen (**s. Idee 99**).
- Bei der Arbeit kannst du versuchen, beim Telefonieren nicht auf den Bildschirm, sondern aus dem Fenster zu schauen.

105. Erledige nur eine Sache auf einmal

Immer häufiger machen wir mehrere Dinge gleichzeitig. Wir schauen auf das Handy, während wir uns unterhalten, telefonieren, während wir einkaufen, oder beantworten Nachrichten, während wir kochen oder essen. Dieses gleichzeitige Durchführen von zwei Tätigkeiten oder auch das schnelle Hin- und Herwechseln zwischen verschiedenen Aufgaben (Multitasking) ist nicht gut für uns. Untersuchungen können zeigen, dass sich bei Multitasking die Produktivität um 40 Prozent verringert und die Wahrscheinlichkeit für Fehler steigt. Außerdem leiden unser Konzentrationsvermögen, die Fähigkeit, Entscheidungen treffen zu können und unser Kurzzeitgedächtnis unter der Doppelbelastung.

Singletasking, also die Durchführung von nur einer Tätigkeit, spart körperliche und geistige Energie ein, verbessert die Aufmerksamkeit, Kommunikationsfähigkeit und Kreativität und steigert zudem unsere Zufriedenheit und reduziert Stress.

AUF EINEN BLICK: DAS BRINGT DIR DIESES HEALTHY HABIT
Singletasking erhöht deine Produktivität, Kreativität und Zufriedenheit und senkt Stress.

So klappt es:
- Achte bewusst darauf, wann du im Alltag oder Berufsleben mehrere Aufgaben gleichzeitig durchführst, und versuche, die Aufgaben dann in Ruhe hintereinander anzugehen.
- Setze dir Prioritäten: Was muss zuerst erledigt werden, was kann warten?
- Versuche, Ablenkungen zu reduzieren, z. B. nur ein oder wenige Browserfenster offen zu haben, keine Medien im Hintergrund laufen zu lassen usw.

106. Erkenne, wann du Pausen brauchst

Die meisten von uns haben es verlernt, auf ihren Körper zu hören. Gerade geistige Erschöpfung zeigt meist nicht so offensichtlich und lässt sich zunächst gut ignorieren. Das sollten wir aber nicht tun; spätestens, wenn wir merken, dass wir uns leicht ablenken lassen, dass wir nicht mehr wirklich leistungsfähig sind, dass wir sogenannte „maskierte Pausen" machen, wie wiederholt Kaffee holen, auf die Toilette gehen, oder unruhig werden, sollten wir dringend eine tatsächliche Pause einlegen.

Pausen helfen, „Stresshormone" abzubauen, den Blutdruck zu senken, Verspannungen zu lösen und neue Energie zu tanken. In diesen Pausenzeiten sollten wir am besten gar nichts machen, kein Gespräch oder Telefonat führen, keine Erledigungen machen usw. Unser Körper und unser Geist brauchen tatsächliche Ruhe, einen Moment des Innehaltens. Einfach mal Nichts tun oder bewusst etwas trinken oder essen, in die Ferne blicken. Am besten sind regelmäßige kurze Pausen, denn am Anfang der Pause ist der Erholungseffekt am größten. Körperliche Anzeichen, dass eine Pause nötig ist, sind Müdigkeit, tränende Augen, schneller Puls oder eine flache Atmung.

AUF EINEN BLICK: DAS BRINGT DIR DIESES HEALTHY HABIT
Regelmäßige Pausen reduzieren Stress, steigern dein Wohlbefinden, senken deinen Blutdruck und geben dir neue Energie.

So klappt es:
- Fühle immer wieder in dich hinein: Wie fühlst du dich? Benötigst du gerade eine Pause?
- Plane regelmäßige Pausen fest ein, sie sind genauso wertig wie andere Termine.
- Erledige Dringendes bzw. Wichtiges vor deiner Pause, dann kannst du in der Pause besser abschalten.

107. Iss in Gesellschaft

Gemeinsam zu essen ist für uns wichtiger, als wir im ersten Augenblick annehmen. Zusammen zu essen verbindet, wir führen Gespräche, tauschen uns aus, nehmen uns Zeit füreinander und für das Essen, wir kauen öfter und essen langsamer. Wenn wir in Gesellschaft essen, werden mehrere Sinne angesprochen, wir werden schneller satt und zufrieden. Wenn im Arbeitskontext gemeinsam gegessen wird, kann man beobachten, wie Hierarchien weicher werden und ein Gemeinschaftsgefühl, das Entspannung und Toleranz fördert, entsteht. Wenn in der Familie regelmäßig gemeinsam gegessen wird, reduziert das bei Kindern das Risiko für Übergewicht, Essstörungen und die Entstehung von Depressionen. Außerdem stärken gemeinsame Familienessen den Zusammenhalt, die Kommunikation und die Beziehungen untereinander.

AUF EINEN BLICK: DAS BRINGT DIR DIESES HEALTHY HABIT
In Gesellschaft zu essen, stärkt den Zusammenhalt und die Kommunikation, außerdem isst du langsamer und weniger.

So klappt es:
- Plane in der Familie feste Zeiten für gemeinsame Mahlzeiten ein.
- Sorge für eine entspannte, angenehme Atmosphäre am Tisch – auch, wenn du allein isst.
- Bildschirmmedien, wie Fernseher, Tablet und Handy, bleiben während des gemeinsamen Essens aus.
- Plane feste, regelmäßige Treffen zum gemeinsamen Essen mit Freund*innen und Bekannten, z. B. einmal im Monat. Dabei könnt ihr euch als Gastgeber*in abwechseln.

108. Schaue zurück und reflektiere deinen Tag

Selbstreflexion hat viele positive Auswirkungen. Wer regelmäßig seinen Tag reflektiert, beugt Stress vor, fördert Entspannung und stärkt sein Immunsystem. Wenn wir am Abend unseren Tag reflektieren, wird uns meist bewusst, dass wir viel mehr erlebt, erledigt und geleistet haben, als wir dachten. Außerdem arbeiten wir Erlebtes so etwas auf, sodass unser Unterbewusstsein im Schlaf weniger Arbeit damit hat, was wiederum unsere Schlafqualität verbessern kann.

Zudem werden negative Gefühle und Grübeleien durch Selbstreflexion reduziert, da wir etwas von außen auf unseren Tag blicken und mit etwas Abstand manche Dinge milder und verständnisvoller bewerten. Selbstreflexion lässt uns auch selbstbewusster werden und hilft, uns persönlich weiterzuentwickeln. Wir werden uns und anderen gegenüber achtsamer, denn regelmäßige Reflexion lässt uns offen(er) und aufmerksam(er) für fremde und eigene Wünsche, Interessen und Ziele werden.

AUF EINEN BLICK: DAS BRINGT DIR DIESES HEALTHY HABIT
Selbstreflexion fördert Entspannung und Wertschätzung und reduziert Stress, negative Gefühle und Grübeleien.

So klappt es:

- Nimm dir eine feste Zeit für deine Selbstreflexion, z. B. kurz vor dem Schlafen. Ein kurzer Zeitrahmen reicht aus, plane nicht mehr als maximal drei bis fünf Minuten hierfür ein.
- Vielleicht helfen dir feste Fragen: Was ist heute gut/nicht so gut gelaufen? Was hat mir Spaß gemacht? Wer hat mich zum Lächeln gebracht? Was hat mir gutgetan, was nicht?
- Die Reflexion kann im Kopf, aber auch schriftlich oder mit kleinen Zeichnungen festgehalten werden.

109. Umarme jemanden, der dir wichtig ist

Laut Familientherapeutin Virginia Satir brauchen wir „vier Umarmungen pro Tag, um zu überleben", „acht Umarmungen, um uns gut zu fühlen" und „zwölf Umarmungen, um innerlich zu wachsen". Umarmungen tun uns gut und sind wichtig für uns. Berührungen bzw. Umarmungen können uns trösten, sie können Stress reduzieren, sie wirken positiv auf unser Immunsystem, können den Blutdruck senken, Angstzustände reduzieren, eine Bindung aufbauen und die Stimmung heben. Bei der Dauer von Berührungen bzw. Umarmungen sind den meisten Menschen Umarmungen zwischen fünf und zehn Sekunden am liebsten.

Hervorzuheben ist, dass es sich nicht um einen eng vertrauten oder geliebten Menschen handeln muss, damit die positiven Wirkungen entstehen können. Auch gewollte Umarmungen von einfachen Bekannten bzw. Fremden wirken positiv auf uns.

AUF EINEN BLICK: DAS BRINGT DIR DIESES HEALTHY HABIT
Umarmungen reduzieren Stress, steigern deine Laune und stärken dein Immunsystem.

So klappt es:
- **Wichtig:** Achte immer darauf oder frage direkt nach, ob dein Gegenüber auch umarmt werden möchte.
- Verabschiede und begrüße deine Freund*innen und Familienmitglieder mit Umarmungen.
- Scheue dich nicht davor, Freund*innen oder Familienmitglieder in entsprechender Situation in den Arm zu nehmen, z.B. beim Trösten, bei Freude, als Dank oder als Ausdruck deiner Zuneigung.

110. Triff dich regelmäßig mit Freund*innen

Auch wenn heute Treffen mit Freund*innen seltener stattfinden als früher, ein echtes Treffen mit Freund*innen ist durch nichts zu ersetzen: Nicht durch Kontakte über die sozialen Medien oder durch (Video-)Telefonate. Studien können zeigen, dass Kontakt zu Freund*innen die eigene Gesundheit und das Wohlbefinden deutlich verbessert. Freundschaftliche Treffen stärken die Abwehrkräfte von Körper und Psyche. So sank in Studien die Wahrscheinlichkeit, an Depression oder Herz-Kreislauf-Erkrankungen zu erkranken, und die Genesung von Krankheiten verlief schneller. Telefonate hatten nicht denselben Effekt.

Es konnte auch gezeigt werden, dass Personen, die Freund*innen regelmäßig treffen, weniger gestresst sind und ein höheres Selbstwertgefühl haben. Grund ist, dass in Anwesenheit von Freund*innen die Ausschüttung des „Stresshormons" Cortisol gesenkt wird. Besonders im Alter können viele Vorteile festgestellt werden: So haben Senioren, die regelmäßig enge Freund*innen treffen, ein niedrigeres Risiko, an Bluthochdruck, Demenz oder Diabetes zu erkranken, sie haben im Durchschnitt eine längere Lebenserwartung und schlafen besser.

AUF EINEN BLICK: DAS BRINGT DIR DIESES HEALTHY HABIT
Regelmäßige Treffen mit Freund*innen stärken deine Abwehrkräfte und dein Wohlbefinden und reduzieren Stress.

So klappt es:
- Plane regelmäßige, feste Freud*innen-Treffen ein, z. B. Stammtisch, Spieleabend, gemeinsam Kochen, Spazierengehen.
- Pflege gemeinsame Hobbys, z. B. Sport oder einen Lesekreis.
- Führe Alltagsaufgaben, wie Einkaufen, Spielplatzbesuch oder Hundespaziergang, gemeinsam mit Freund*innen durch.

111. Nimm dir Zeit für Zweisamkeit

Wir sollten uns regelmäßig bewusst Zeit nehmen, die wir nur mit einer bestimmten Person verbringen und die ausschließlich der Festigung der gemeinsamen Beziehung gilt. Das klingt in der Theorie etwas verkopft, meint aber nur, dass man sich ungeteilte Zeit für sein Gegenüber nimmt und mit ihm oder ihr etwas macht, das beiden Spaß macht. Das kann von Gesprächen führen über Spazierengehen bis gemeinsames Spielen (gerade mit Kindern) oder Kochen alles sein. Es geht hier um bewusste, aufmerksame Zweisamkeit – egal, ob es sich um den oder die Partner*in, das Kind oder einen Freund oder eine Freundin handelt. Diese Zeit tut beiden Personen gut, wir erleben Nähe, Interesse und Offenheit. Studien können zeigen, dass Beziehungen, die von feinfühliger, emotionaler Zuwendung geprägt sind, unsere Resilienz (psychische Widerstandsfähigkeit) und unser Selbstwertgefühl stärken.

AUF EINEN BLICK: DAS BRINGT DIR DIESES HEALTHY HABIT
Bewusste Zeiten mit nur einer Person tun gut, stärken deine psychische Widerstandsfähigkeit und dein Selbstwertgefühl.

So klappt es:
- Nimm dir regelmäßig Zeit für Personen, die dir wichtig sind.
- Es muss nichts Besonders, wie ein Abendessen oder ein Spaziergang sein, auch fünf Minuten Gesprächszeit auf dem Sofa können ausreichen.
- Lasse während dieser Zeit dein Handy aus bzw. versuche, alle Ablenkungen zu minimieren.
- Versuche, innerhalb der Familie mit jedem Kind Einzelzeiten zu haben, und plane auch mit deinem Partner oder deiner Partnerin Zweisamkeit ein. Nutze z. B. einmal monatlich einen Babysitter.

Kleiner Zwischenstopp: Finde heraus, wie du am besten Stress abbaust

Ziel:
(Arbeits-)Stress reduzieren und eigene Energie auftanken.

(Arbeits-)Stress hat selbstverständlich unterschiedliche Gründe und muss ganz individuell betrachtet werden. Dennoch gibt es ein paar Tipps, die allgemeingültig sind und (fast) jedem helfen können, den eigenen (Arbeits-)Stress zu reduzieren. Nimm dir Zeit, die Tipps durchzulesen, überlege, welche du in deinem (Arbeits-)Leben anwenden könntest. Vielleicht ergibt sich daraus ein neues Healthy Habit?

3 Tipps für weniger (Arbeits-)Stress

1. **Finde heraus, was genau Stress bei dir auslöst.** Gibt es dafür (zumindest in der Theorie) eine Lösung? Wenn du deine Stressauslöser kennst, kannst du ganz anders auf sie zugehen, sie vielleicht vermeiden oder für dich anpassen.

2. **Nimm dir für alles die Zeit, die du brauchst.** Leichter gesagt, als getan, aber versuche, dich nicht am Tempo der anderen zu orientieren. Mache Dinge in deiner Geschwindigkeit. Bei einigen Sachen bist du sicher langsamer, bei anderen aber bestimmt schneller als andere. Sich zu hetzen baut unnötigen Druck auf und erhöht die Fehlerwahrscheinlichkeit.

3. **Lade deine Energie regelmäßig auf.** Finde Möglichkeiten, wie du deine Energie im Alltag wieder aufladen kannst. Machst du gerne Sport? Triffst du gerne Freund*innen? Hast du Kolleg*innen, mit denen du besonders gerne zusammenarbeitest? Hast du ein Hobby, dem du gerne mehr Zeit widmen würdest? Gehst du gerne in die

Natur? Liest du gerne Bücher? Auch wenn es noch so stressig ist: Nimm dir zumindest kurz die Zeit, etwas nur für dich zu tun bzw. auch während der Arbeit Energie zu tanken.

Mini-Übungen gegen akuten (Arbeits-)Stress
Hier sind ein paar ganz kurze, einfach integrierbare Mini-Übungen gegen akuten (Arbeits-)Stress. Diese Übungen kannst du direkt und einmalig im Bedarfsfall einsetzen, du kannst sie aber auch wiederholen und irgendwann als feste Gewohnheit in dein Leben integrieren.

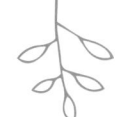

- Versuche, mindestens eine Minute tatsächlich **nichts zu tun.** Vielleicht hilft es dir, wenn du dabei auf deinen Atem achtest.
- **Schaue ins Grüne** bzw. in die Natur (wenn vor dem Fenster keine Natur zu finden ist, kann auch ein Foto helfen).
- Baue **kurze körperliche Bewegung** ein, laufe z. B. die Treppe schnell rauf und runter (verbinde es in der Arbeit z. B. mit einem Gang zum Drucker, zur Toilette oder zu Kolleg*innen) oder hüpfe auf der Stelle.
- **Trinke bewusst** ganz langsam mit kleinen Schlucken ein Glas Wasser.
- **Atme bewusst** durch die Nase ein und aus, versuch, länger aus-, als einzuatmen.

SO WERDEN HEALTHY HABITS TEIL DEINES ALLTAGS

Du hast dir nun eine oder mehrere Healthy-Habit-Ideen ausgesucht. Jetzt geht es darum, diese Healthy Habits in deinem Alltag bzw. in deinem Leben so zu verankern, dass daraus früher oder später feste Gewohnheiten werden, die einfach automatisch ablaufen.

Neue Gewohnheiten etablieren sich unterschiedlich schnell

21 Tage bis zur neuen Gewohnheit?

Immer wieder lesen wir, dass wir Dinge einfach nur 21 Tage wiederholt durchführen müssen, damit sie eine feste Gewohnheit werden – so einfach ist es aber leider nicht. Der Mythos der 21 Tage geistert als Zeitangabe zwar immer noch durch Ratgeber, Artikel und Anleitungen, wirklich passend ist die dahinterstehende Studie aber nicht.

Maxwell Maltz, ein plastischer Chirurg, konnte in den 1950er Jahren zeigen, dass Patient*innen nach einer Gesichtsoperation im Durchschnitt 21 Tage brauchten, um sich an ihr neues Aussehen zu gewöhnen. Es ging dabei also nicht um eine neue, aktiv durchzuführende Verhaltensweise bzw. Gewohnheit, die man auch abbrechen hätte können.

2009 konnte eine passende, an Alltagssituationen und -handlungen angelehnte Untersuchung am University College London zeigen, dass es durchschnittlich 66 Tage für die Erlangung einer neuen, festen Gewohnheit braucht, wobei einige Personen dafür nur 18, andere bis zu 254 Tage benötigten. Die Dauer ist immer auch abhängig von der Gewohnheit, die man einführen bzw. ändern möchte. Einfache Gewohnheiten sind leichter zu etablieren als komplexe. Ein Glas Wasser zusätzlich pro Tag zu trinken wird deutlich schneller zur Gewohnheit als das tägliche Joggen am Abend. Das liegt an der Komplexität des neuen Healthy Habits, aber auch an dem Zeitpunkt, denn abends ist unsere Willenskraft weniger stark. So fällt es uns im Allgemeinen leichter, in der ersten Tageshälfte neue Habits in unseren Alltag zu integrieren.

GUT ZU WISSEN

Bis eine Handlung zu einer festen Gewohnheit wird, sind durchschnittlich 66 Tage nötig. Manche Menschen brauchen dafür nur 18 Tage, andere 254 Tage.

Etwas Durchhaltevermögen ist also gefragt, und kleine Healthy Habits können dir dabei helfen, dranzubleiben und möglichst schnell eine neue Gewohnheit aufzubauen.

Nur biegsame Healthy Habits werden zu Gewohnheiten

Neben der Komplexität, die mitbestimmt, wie lange es dauert, bis aus deinem Healthy Habit eine feste Gewohnheit wird, ist die Durchführung ganz entscheidend abhängig von deinem eigenen (momentanen) Energie- und Motivationslevel. Wenn der Tag besonders stressig und vollgepackt war, kannst du dich vielleicht nicht mehr dazu aufraffen, auch noch in der Küche zu stehen und etwas Gesundes zu kochen, und das Abendessen zum Mitnehmen auf dem Nachhauseweg wirkt besonders verlockend. Das ist menschlich und absolut nachvollziehbar.

Genau deshalb ist es so wichtig, dass du keine starren, sondern flexible, biegsame Healthy Habits in deinen Alltag integrierst. Nicht jeder Tag verläuft wie der andere und nicht jeder ist planbar. Daher ist es wichtig, anschmiegsame Healthy Habits zu haben, die auch zu anderen Zeitpunkten funktionieren, die zwischenrein geschoben und in ihrer Dauer und Frequenz variiert werden können, ohne dass du dich dabei schlecht fühlst. Um an einem stressigen Tag nicht auf ein gesundes Abendessen zu verzichten, kannst du, statt Fast Food mitzunehmen, eingefrorene Reste auftauen – das geht genauso schnell und du hast einfach dein Healthy Habit ein bisschen gebogen, damit es an dem Tag zu dir und deiner Situation passt.

Oft hilft aber nicht nur „biegen", sondern auch priorisieren. Was ist dir wann wichtig – und wozu hast du noch die Energie und Motivation? Das kennt sicherlich jede*r: Dasitzen und „mal kurz" durch die sozialen Medien scrollen, und schon sind 30 Minuten vergangen. Wenn dir aber zuvor jemand gesagt hätte, du solltest nochmal 30 Minuten frische Luft schnappen und dich bewegen, hättest du gesagt, so viel Zeit hast du nicht. Die Zeit ist nämlich ganz oft vorhanden, nur verwenden wir sie nicht bewusst bzw. lassen sie verstreichen, ohne sie für uns zu nutzen.

Das gelingt uns besser, wenn wir uns immer wieder klarmachen, warum wir dieses Healthy Habit bzw. diese Gewohnheit gerne in unserem Leben hätten (die Motivation), und es dann so anpassen, dass es kaum Energie benötigt. Wenn du also denkst, du hast keine halbe Stunde für einen Spaziergang, gönne dir fünf Minuten für eine Runde um den Block. Vielleicht hast du danach noch Lust, ein Stückchen weiterzulaufen, oder eben auch nicht. Dann hattest du wenigstens fünf Minuten Frischluft und Bewegung und dennoch genügend Zeit für alle anderen Dinge, die du machen möchtest (oder musst).

Egal, was kommt und wie viel du hinbekommst: Es tut dir gut und deine Gesundheit profitiert davon – jedenfalls mehr, als wenn du es nicht tust. Denn eine Gewohnheit etabliert sich nicht, wenn du nicht den ersten Schritt machst. Und den zweiten und den dritten, egal, wie klein sie auch seien mögen. Die Größe deiner Schritte ist egal, solange du sie kontinuierlich in eine Richtung gehst, die es dir einfach macht, den Weg beizubehalten. Genau da können dir Healthy Habits helfen. Gib ihnen eine Chance und finde für sie einen Platz in deinem Alltag.

Mache jedes Healthy Habit zu deinem eigenen

Es hilft, wenn du dir dein Healthy Habit selbst aussuchst und es dir nicht von außen „aufgedrückt" wird. Etwas an dem Healthy Habit selbst oder an seinem Nutzen sollte dich ansprechen. Auch bei der Durchführung kannst du einige Tricks anwenden, damit du dir das Dranbleiben vereinfachst.

Wichtig ist, dass du das Healthy Habit zu deinem eigenen machst, dass du es anpasst und veränderst, bis es perfekt zu dir passt. Das bedeutet, dass du einen Platz in deinem Alltag (die richtige Zeit, den passenden Ort, vielleicht eine Kombination mit bereits bestehenden Gewohnheiten) findest und dein Healthy Habit dort integrierst. Aber auch, dass du mögliche Hindernisse beseitigst, dich belohnst und dich motivierst. Wie du das am besten machst, wird im Folgenden ausführlich beschrieben.

Lasse es langsam angehen

Ganz wichtig: Nimm dir immer nur ein Healthy Habit vor, das du zu einer neuen, festen Gewohnheit machen willst. Der Versuch, deine komplette Ernährung umzustellen, am Ende des Monats einen Marathon zu laufen und auch noch jeden Abend etwas für deine mentale Gesundheit zu tun, wird höchstwahrscheinlich scheitern. Gerade zu Beginn, wenn dein neues Verhalten noch keine Gewohnheit ist, benötigst du ziemlich viel Willenskraft, weil du dich jedes Mal bewusst für die neue Handlung entscheiden musst. Das funktioniert morgens, wenn du ausgeschlafen bist, oft deutlich besser als abends, denn unsere Willenskraft braucht ausreichend Schlaf. Aber sie ist auch eine endliche Ressource und wir geben schneller wieder auf, wenn wir zu viel davon verwenden.

GUT ZU WISSEN

Da deine Willenskraft eine begrenzte Ressource ist, ist es wichtig, dass du dir immer nur *ein* Healthy Habit vornimmst, das du zu einer neuen Gewohnheit machen willst.

Eine Studie, in der die Begrenztheit unserer Willenskraft deutlich wird, ist folgende: Es wurde getestet, welche Versuchsgruppe schneller aufgeben würde, schwierige Aufgaben zu lösen. Beiden Gruppen wurden während der Aufgaben leckere Kekse präsentiert. Die erste Gruppe durfte während der Aufgabenbearbeitung davon essen; die Teilnehmer*innen der zweiten Gruppe hingegen durften währenddessen keine Kekse essen und mussten demnach zusätzlich Willenskraft aufbringen – nicht nur, um an der schwierigen Aufgabe dranzubleiben, sondern auch, um dem köstlichen Keksduft zu widerstehen.

Die Proband*innen der zweiten Gruppe, die ihre Willenskraft einsetzen mussten, gaben deutlich schneller auf. Die Wissenschaftler*innen schlossen daraus, dass unsere Willenskraft begrenzt ist und bei Anstrengung relativ schnell erschöpft werden kann. Das ist auch der Grund dafür, warum wir in stressigen Zeiten, die uns anstrengen, oft zu Süßigkeiten greifen – unsere Willenskraft, ihnen zu widerstehen, ist aufgebraucht.

Daher ist es wichtig, immer nur ein Healthy Habit nach dem anderen zu einer Gewohnheit werden zu lassen. Denn wenn eines zu einer Gewohnheit wurde, hast wieder Willenskraft frei, um ein weiteres Healthy Habit in dein Leben zu integrieren.

Eine Ausnahme gibt es aber doch: gut zueinander passende Habit-Kombinationen. Solltest du also zwei Healthy Habits, die besonders gut zueinander passen (zeitlich, ähnliches Ziel, gleicher Ort etc.), miteinander kombinieren und quasi als ein größeres Healthy Habit durchführen (z. B. nach dem Aufstehen lüften und dich am offenen Fenster dehnen oder mittags eine Pause in der Sonne machen und dabei einen Apfel essen), hast du damit zwei Fliegen mit einer Klappe geschlagen und erleichterst dir wahrscheinlich auch die Durchführung des zweiten Healthy Habits. Probiere einfach mal aus, was besonders gut zu dir und deinem Alltag passt.

Finde einen Platz für dein neues Healthy Habit

Wann, wo, wie möchtest du dein Healthy Habit durchführen? Überlege dir die folgenden Punkte gut und plane – gerade in der ersten Zeit – dein Healthy Habit bewusst in deinen Tag ein.

Beste Zeit. Wann ist die beste Tageszeit für dein Healthy Habit? Frühmorgens gleich nach dem Aufstehen? Oder doch besser mittags oder abends? Bei manchen Habits ist die Zeit schon etwas vorgegeben, andere kannst du wirklich jederzeit, wann es für dich passt, einbauen. So solltest du z. B. das Healthy Habit, dich nach dem Aufstehen zu dehnen, logischerweise morgens in deinen Tag integrieren. Du kannst es aber auch, falls du regelmäßig einen Mittagsschlaf machst, erst dann in deinen Tagesablauf einplanen. Schaue immer, welcher Zeitpunkt für dich am einfachsten und sinnvollsten ist. Vielleicht machst du dir hierfür zu Beginn einfach eine feste Erinnerung in deinen (Handy-)Kalender?

Ort oder Vorbereitung. Benötigst du für die Durchführung deines Healthy Habits einen bestimmten Ort oder muss eine bestimmte Voraussetzung geschaffen sein? Du kannst dir z. B. nur dann eine Bildschirmpause gönnen, wenn du am Bildschirm arbeitest oder viel Zeit davor verbringst. Du kannst selbstverständlich auch nur dann eine Station früher aussteigen und den Rest zu Fuß zu gehen, wenn du draußen unterwegs bist und mit den öffentlichen Verkehrsmitteln fährst. Wenn dein neues Healthy Habit also von äußeren Faktoren abhängt, versuche, hier schon im Voraus zu überlegen, wann du wieder in eine solche Situation kommen wirst, und plane hier dein neues Habit fest ein.

Vielleicht ist es dir auch möglich, solche Situationen aktiv zu schaffen, indem due z. B. öfter mit dem Bus fährst oder die Situationen so veränderst, dass sie für dich passen: Solltest du mit dem Auto unterwegs sein, kannst du auch einfach so weit wie möglich weg vom Eingang parken, schon hast du einen ähnlichen Effekt.

Mit bestehender Gewohnheit verbinden. Kannst du dein Healthy Habit mit einer bereits bestehenden Gewohnheit verbinden? Bei vielen Habits bist du zeitlich völlig frei und benötigst auch keinen bestimmten Ort oder eine Vorbereitung. Damit diese Healthy Habits im turbulenten Alltag nicht untergehen, ist es hilfreich, sie an eine andere, bereits bestehende Gewohnheit zu koppeln. So kannst du z. B. wunderbar unkompliziert und regelmäßig während des Zähneputzens das Healthy Habit „Stelle dich auf die Zehenspitzen" (**s. Idee 25**) oder „Stärke deinen Beckenboden" (**s. Idee 28**) umsetzen. Vor dem Einschlafen kannst du ohne Probleme „Denke an etwas, wofür du dankbar bist" (**s. Idee 10**), „Tauche ein und lies täglich ein Kapitel" (**s. Idee 77**) oder „Mache dir selbst ein Kompliment" (**s. Idee 22**) durchführen.

Versuche einfach, für dich passende Kombinationen zu finden, damit du dein neues Healthy Habit nicht vergisst und regelmäßig umsetzt. Wie genau diese Verbindungen zu bestehenden Habits aussehen, entscheidest allein du. Manchmal sind regelrechte Routinen, also feste Abläufe mehrerer Healthy Habits hintereinander sinnvoll.

So kannst du z. B. deine eigene Morgenroutine ganz bewusst entwickeln. Aber jetzt geht es erstmal darum, *ein* Healthy Habit fest zu verankern, die Planung und Durchführung von Routinen kannst du dir im Kapitel „Erschaffe dir feste Routinen im Alltag" genauer ansehen.

EINMALIGE ÜBERLEGUNGEN ZU BEGINN:

- Wann ist die beste Tageszeit für dein Healthy Habit?
- Ist ein bestimmter Ort oder eine Vorbereitung für dein Healthy Habit notwendig?
- Kannst du dein Healthy Habit mit einer bereits bestehenden Gewohnheit verbinden?

Diese Punkte musst du dir nur einmal zu Beginn überlegen. Es geht hier nur darum, die Durchführung deines neuen Healthy Habits so einfach und unkompliziert wie möglich zu gestalten. Du musst diese Überlegungen und Entscheidungen nur dann überdenken, wenn du nach einigen Tagen merkst, dass irgendetwas doch nicht ganz für dich passt. Dann ist wahrscheinlich nur etwas „Feinjustierung" gefragt. Womöglich möchtest du dein Healthy Habit z. B. nicht während, sondern nach dem Zähneputzen durchführen, und alles ist gleich viel einfacher und fühlt sich direkt passender für dich an. Probiere einfach verschiedene Möglichkeiten aus.

Beseitige Hindernisse

Wenn du merkst, dass du gestern dein neues Healthy Habit nicht durchgeführt hast, ist das kein Beinbruch. So etwas passiert. Aber versuche, herauszufinden, warum du es nicht gemacht hast. Wenn du es einfach vergessen hast, überlege, ob du es an irgendeine schon bestehende Gewohnheit koppeln oder wie du dich sonst daran erinnern kannst. Vielleicht hilft dir am Anfang eine Erinnerungsfunktion deines Handys.

Versuche bei der Überlegung ganz ehrlich zu dir zu sein: Hast du es nicht gemacht, weil gestern ein außerordentlich stressiger Tag war, wie er sonst nur selten vorkommt, oder hast du es nicht gemacht, weil es strukturelle Hindernisse gab? Hast du vielleicht nur deine Wasserflasche zu Hause vergessen und deshalb nicht so viel Wasser getrunken, wie du dir vorgenommen hattest? Oder hast du nur deshalb abends nicht mehr deine Zeile ins Tagebuch geschrieben, weil das Buch nicht wie sonst auf dem Nachttisch lag und du deshalb nicht daran gedacht hast? Solche kleinen Hindernisse sind sehr einfach zu beseitigen.

Du wolltest weniger Süßes und mehr Obst und Gemüse essen? Dann packe die Süßigkeiten in den Keller und die Obstschüssel auf den Esstisch. So wirst du leichter daran erinnert. Denn der alte Spruch „Aus den Augen, aus dem Sinn" stimmt, und du kannst ihn zu deinem Vorteil nutzen. Versuche, alle Hindernisse zu beseitigen, die von deiner Seite aus beseitig werden können. Du hast dich weniger bewegt als du wolltest und deine Schrittzahl nicht erreicht? Dann versuche in Zukunft, einen Bogen um das abendliche Sofa zu machen und stattdessen mit einem kleinen Abendspaziergang dein Ziel zu erreichen.

Vor allem bestehende, gegensätzliche Gewohnheiten können zu Beginn hinderlich sein. Aber so, wie du neue Gewohnheiten einführen kannst, kannst du auch alte, ungesunde Gewohnheiten loswerden (mehr dazu unter **„Kleiner Zwischenstopp: Finde heraus, wie du neue Gewohnheiten begrüßt"**). Wenn du jedoch merkst, dass ein Healthy Habit einfach nichts für dich ist, du aber gerne den Effekt hättest, dann versuche es so zu verändern, dass es zu dir passt, und gib ihm nochmal ein paar Tage eine Chance.

GUT ZU WISSEN

Eine „hindernisarme" Umgebung, wie ein unterstützendes Zuhause, schont unsere Willenskraft. Wir müssen dann weniger oder sogar keinen Versuchungen widerstehen, um unser vorgenommenes Verhalten durchzuhalten. So haben wir schon mehr Willenskraft für andere Bereiche, z. B. solche, die uns schwerer fallen, übrig.

Belohne dich

Zu Beginn ein neues Verhalten ist eine Belohnung für viele Menschen sehr wichtig – das wissen wir auch aus vielen Studien der Psychologie. **Wie diese Belohnung genau aussieht, ist individuell und abhängig davon, was für ein Typ Mensch du bist.** Manche Menschen brauchen, gerade in der Anfangsphase, direkte und regelmäßige Belohnungen, anderen reicht eine einzige, größere Belohnung nach einer bestimmten Zeit, z. B. nach einer Woche oder einem Monat Durchhalten. Wieder anderen reicht die Belohnung durch das Healthy Habit selbst, also z. B. das erleichterte Einschlafen, wenn du nicht zu spät zu Abend isst, oder das Zufriedenheitsgefühl, wenn du dir abends eine I-did-Liste schreibst.

Überlege, welche Belohnung zu dir und zu deinem Healthy Habit passt. Sollte es relativ schwierig für dich sein, darf es gerne auch eine größere Belohnung sein. **Aber achte darauf, dass die Belohnung nicht in die genau gegenteilige Richtung geht.** Wenn du z. B. deinen Zuckerkonsum reduzierst, kann eine nette und passende Belohnung ein „Cheat Day", ein „Schummel-Tag", einmal in der Woche sein, an dem du dir eine süße Kleinigkeit ganz genussvoll gönnst. Eine ganze Sahnetorte an einem Tag der Woche wäre hingegen extrem kontraproduktiv.

Du kannst dir auch „nur" real oder in Gedanken täglich abends auf die Schulter klopfen und dir gratulieren, dass du dein Healthy Habit umgesetzt hast und gerade recht erfolgreich dabei bist, dir eine neue Gewohnheit anzutrainieren. Du kannst dir aber auch nach z. B. einem Monat eine größere Belohnung, etwas, das du schon länger haben oder machen willst, gönnen. Etwas, das dich motiviert, durchzuhalten und das etwas ist, auf das du dich vorfreuen kannst. Suche dir selbst eine Belohnung, die zu dir und deinem Healthy Habit passt.

Neben der Art der Belohnung ist es auch wichtig, dir zu überlegen, was genau du belohnen möchtest. Geht es darum, den Durchhalteprozess als solchen zu belohnen? „Ich habe nun einen Monat täglich etwas Grünes gegessen und bin stolz darauf, dass ich das durchgehalten und mich immer daran erinnert habe." Oder geht es darum, ein Ziel zu erreichen? „Da ich auf zuckerhaltige Getränke verzichtet habe, habe ich mein Ziel von zwei Kilogramm weniger in knapp einem Monat erreicht."

Beide Arten sind möglich. Jedoch ist es oft so, dass unsere Ziele auch von anderen Faktoren abhängen und nicht so einfach messbar sind wie purzelnde Kilos und wir eigentlich unser Durchhalten an sich schon belohnen sollten – wenn wir etwas belohnen wollen. Denn neue Verhaltensweisen auch tatsächlich beizubehalten ist, gerade zu Beginn, nicht einfach. Und das sollten wir mehr würdigen als Ziele oder konkrete Ergebnisse. Allein schon, weil wir dazu neigen, uns Ziele zu setzen, die oft nicht ganz realistisch sind.

GUT ZU WISSEN

Alle positiven Erlebnisse werden im Belohnungszentrum unseres Gehirns registriert. Das setzt daraufhin das „Glückshormon" Dopamin frei, was Zufriedenheit, Freude und Glücksgefühle auslöst. Dieses Gefühl motiviert uns, Dinge ähnlich bzw. wiederholt durchzuführen, da wir dieses Gefühl wieder erleben möchten.

Diese Dopaminausschüttung kann als intrinsische Belohnung von innen angesehen werden. Aber manchmal, gerade, wenn uns etwas mehr Überwindung kostet oder eine größere Veränderung bedeutet, brauchen wir zusätzlich auch eine Belohnung von außen, um (langfristig) dranzubleiben. Diese sogenannte extrinsische Belohnung muss individuell passen, da jeder Mensch andere Wünsche und Bedürfnisse hat.

Motiviere dich

Motivation und Belohnung sind fast dasselbe, aber eben nur fast. Eine Belohnung kann eine Motivation sein, aber Motivation ist noch viel mehr. Eine Motivation kann von außen oder von innen kommen, sie ist aber enorm wichtig, um ein Verhalten aufrechtzuerhalten. Suche dir eine Motivation, die für dich funktioniert.

Manche Menschen werden allein durch den Nutzen, den ihnen das Healthy Habit längerfristig bringt, dazu motiviert, dieses umzusetzen. Andere können sich durch externe Belohnungen, wie oben beschrieben, motivieren. Wieder andere können sich dadurch motivieren, dass sie sich sichtbar machen, was sie leisten bzw. wie lange sie ihr neues Healthy Habit schon umsetzen. Du kannst z. B. jeden Tag ein kleines Kreuzchen in deinen Kalender machen oder eine Checkliste abhaken. So kannst du auf einen Blick sehen, wie oft du es schon geschafft hast, und stolz auf dich sein.

Einige Menschen lassen sich gerne durch andere motivieren, indem sie Healthy Habits gemeinsam durchführen, z. B. mit dem oder der Partner*in oder mit Freund*innen. Ob die Durchführung nun zeitgleich am selben Ort ist, oder ob jede*r für sich, aber im selben Zeitraum dasselbe Healthy Habit durchführt und sich so immer wieder über die Erfahrungen und Erfolge ausgetauscht werden kann, ist egal. Beides ist möglich.

Auch hier gilt: **Finde die Motivation, die zu dir passt.** Ob sie von innen oder von außen kommt, macht keinen großen Unterschied. Intrinsische Motivation, also Motivation, die von eigenen inneren Überzeugungen, Wünschen, Zielen usw. kommt, ist etwas sicherer und stabiler, aber auch extrinsische Motivation (Motivation von außen) hat ihre Vorteile. Sie kann zwar leichter wegbrechen (z. B. hört die mitmachende Freundin einfach von heute auf morgen auf), aber externe Motivation kann bei Rückschlägen besser helfen. So kann ein Freund einen leichter wieder motivieren, weiterzumachen und nach Rückschlägen nicht aufzugeben, als man es meist selbst kann.

GUT ZU WISSEN

Der Unterschied zwischen Motivation und Belohnung liegt im „Wollen" und „Mögen". Beide spielen im Motivationskreislauf, der unser Verhalten (mit-)bestimmt, eine große Rolle.

Motivation sagt, was und womit wir etwas (erreichen) wollen. Belohnung gibt uns ein Glücksgefühl, weil wir etwas tun, das wir mögen.

Kleiner Zwischenstopp: Finde heraus, wie du dich am besten motivierst

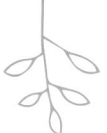

Ziel:

Die eigenen Motivationsmöglichkeiten erkennen und nutzen, ein neues Healthy Habit regelmäßig umsetzen, Veränderung langfristig beibehalten und dadurch nachhaltige Gewohnheiten entstehen lassen.

Jeder Mensch ist durch etwas anderes motivierbar. Welche Motivation bei dir funktioniert, ist abhängig von deinen Vorlieben, Bedürfnissen und Erfahrungen. Aber auch davon, wozu du dich motivieren willst. Bei manchen Personen reicht eine innere Motivation, wie „Das Gefühl, das ich nach der Durchführung des Healthy Habits habe, reicht mir als Motivation völlig aus." oder „Ich will mir selbst beweisen, dass ich mich täglich daran erinnern kann, das zu machen." Andere motivieren sich besser mit Dingen von außen, wie „Wenn ich das durchhalte, dann gönne ich mir dieses oder jenes."

Aufgabe:

• Denke an das Healthy Habit, das du in der nächsten Zeit bewusst in deinen Alltag integrieren willst.

• Sei ganz ehrlich zu dir: Ist es ein kleines Habit, für das du kaum Motivation benötigen wirst, oder ist das Habit für dich eine größere Herausforderung, für das du mehr Motivation benötigst?

• Lies dir nun, mit deinem neuen Healthy Habit im Hinterkopf, die folgende Liste von möglichen Motivationen durch. Welche davon fühlt sich gerade am passendsten für dich an?

• Was auch immer dich anspricht, versuche, genau diese Motivation zu nutzen.

Motivationsmöglichkeiten:

Abwechslung, Entspannung, Belohnung, Selbstverwirklichung, Luxus, Distanz, neue Erfahrungen, Ordnung, Ruhe, Selbstoptimierung, Anerkennung von außen, Besitz, Selbstbestimmung, Macht, Kontakt mit anderen, Mut, Bewunderung, Zielerreichung.

So bleibst du dran

Wir kennen das alle: Wir beginnen mit etwas Neuem, sind motiviert und begeistert, doch irgendwann – meist wissen wir gar nicht genau warum und wann – haben wir einfach wieder damit aufgehört. Egal, ob es nun der Besuch im Fitnessstudio, der Volkshochschulkurs, die regelmäßige Nutzung der neuen Inliner, die Diät oder das neuentdeckte, entspannende abendliche Stricken vor dem Fernseher ist. Manche Sachen werden einfach nicht wirklich zu einer festen Gewohnheit, obwohl uns diese Dinge guttun und wir sie eigentlich gerne in unseren Alltag integrieren würden.

Sehr oft fehlt es hierbei nur an Erinnerungs- und Belohnungsmethoden, die uns motivieren, so lange durchzuhalten, bis die neue Tätigkeit ein fester Teil von uns geworden ist und automatisch abläuft. Wir haben ja schon gelernt, dass es keine feste Zahl an Wiederholungen gibt, die nötig sind, manche Dinge integrieren sich schneller als andere. Wie du weiter oben schon gelesen hast, sind angeblich zwischen 18 und 254 Wiederholungen nötig, laut einer Studie vom University College, London. Abhängig ist das von der eigenen Motivation, von der Tätigkeit bzw. dem Healthy Habit, von der Komplexität der Aufgabe, von der Kompatibilität zu unserem sonstigen Leben, von äußeren Faktoren, die wir nicht wirklich in der Hand haben (wochenlanger Dauerregen kann einem die Lust am täglichen Spaziergang nehmen, laute Nachbarn verhindern das frühere Zubettgehen oder ständige Meetings halten dich von einer gesunden Mittagspause ab). Dennoch haben wir mehr in der Hand, als wir oft denken.

Neue Gewohnheiten – Was passiert im Gehirn?

Um zu verstehen, wie aus einer einfachen Tätigkeit eine Gewohnheit wird, die automatisch abläuft und für die wir keine Willenskraft mehr aufbringen müssen, müssen wir uns unser Gehirn ein bisschen genauer ansehen.

Unsere Gewohnheiten sind in den sogenannten Basalganglien, tief im Inneren unseres Gehirns, gespeichert. Sobald eine Handlung von der gewohnten Routine abweicht, schaltet sich der Teil des Gehirns ein, der für die Aufmerksamkeit und Konzentration verantwortlich ist, um die Abweichung zu prüfen. Der Einsatz dieses Teils unseres Gehirns (des präfrontalen Cortex) kostet uns viel Kraft und macht uns müde. Außerdem funktioniert er nur dann wirklich gut, wenn wir genug geschlafen haben, ausreichend gegessen haben und entspannt sind.

Aber wir haben die Möglichkeit, den präfrontalen Cortex ein bisschen zu „bestechen" bzw. zu „unterstützen" – nämlich, indem wir unser Verhalten an bestehende Gewohnheiten oder Handlungen koppeln und indem wir uns belohnen. Denn bei jeder Belohnung schüttet unser Gehirn Dopamin (das sogenannte „Belohnungshormon") aus, das uns glücklich macht – und das wollen wir immer wieder erleben. Daher wird unser Gehirn schon bald wieder nach dem eben ausgeführten und belohnten Verhalten fragen und wir führen es dann immer und immer wieder durch.

Und das Tolle ist, dass wir die Willenskraft, die wir zu Beginn für unsere neuen Handlungen und Verhalten aufbringen müssen, trainieren können. Sie ist wie ein Muskel: Wir können sie trainieren, sie stärker und widerstandsfähiger machen.

GUT ZU WISSEN

Studien können zeigen, dass sich Gewohnheitstraining bzw. das Training von Willenskraft nicht nur in dem einen trainierten Bereich, sondern im Allgemeinen verbessert. Wenn wir eine bestimmte Gewohnheit entwickeln, verbessern sich auch alle anderen Bereiche, die Willenskraft erfordern.

In Studien konnte herausgefunden werden, dass das Training einer bestimmten Gewohnheit positive Auswirkungen auf viele ganz andere Lebensbereiche haben kann. Versuchsteilnehmer*innen sollten z. B. eine neue Bewegungsgewohnheit regelmäßig wiederholen und damit fest in ihr bestehendes Leben integrieren. Nach einiger Zeit konnte festgestellt werden, dass sich nicht nur diese Gewohnheit etabliert hatte, sondern, dass allgemein ein gesünderes Ess- und Einkaufsverhalten an den Tag gelegt wurde, dass weniger geraucht und weniger Alkohol und Koffein konsumiert wurde und, dass Aufgaben weniger oft aufgeschoben, sondern direkt durchgeführt wurden. Die Stärkung von Willenskraft schlägt sich also auch in anderen Bereichen nieder und beeinflusst diese positiv.

SO KANNST DU DEINE WILLENSKRAFT UNTERSTÜTZEN

- Überfordere deine Willenskraft nicht, trainiere sie langsam, aber stetig, beginne damit, nur ein Verhalten ändern zu wollen bzw. ein Healthy Habit einzuführen.
- Ausreichender Schlaf stärkt und unterstützt deine Willenskraft.
- Regelmäßige Meditation stärkt den Frontallappen im Gehirn – den Sitz unserer Willenskraft.
- Sobald eine Tätigkeit zur Gewohnheit geworden ist, benötigt sie keine Willenskraft mehr. Durch Gewohnheitsbildung kannst du deiner Willenskraft also Arbeit abnehmen.

Hier nun einige Tipps und Tricks, wie du dranbleibst, wie du es schaffst, eine neue Gewohnheit zu etablieren, wie du Unterstützung bei Rückschlägen erhalten, wie du Versuchungen widerstehen und wie du dich immer wieder aufs Neue völlig unkompliziert, aber wirkungsvoll motivieren kannst.

Erlaube dir Fehltritte

Als Allererstes und Wichtigstes: Erlaube dir Fehltritte. Geh nicht verkrampft an die Umsetzung und Beibehaltung deines (neuen) Healthy Habits heran. Es soll dir Freude machen und einfach sein. Direkt während des Durchführens, auf kurzfristige, mittlere und lange Sicht. Natürlich kommt es auf die Art des Habits an. Die morgendliche Dusche mit einem Lied auf den Lippen macht sofort Spaß, die Einschränkung des täglichen Zuckerkonsums wahrscheinlich nicht sofort. Aber in ein paar Tagen und Wochen wirst du hier Erfolge sehen, wie bessere Laune, gesündere Haut, weniger Heißhungerattacken, möglicherweise ein paar Kilogramm weniger auf der Waage usw., was dir dann Freude schenken und dich weiter motivieren wird.

Es ist nicht schlimm, das neue Healthy Habit nicht sofort hundertprozentig umsetzen zu können. Bleiben wir bei dem Zuckerbeispiel: Nehmen wir an, du willst weniger Süßigkeiten essen, aktuell isst du eine halbe Tafel Schokolade am Tag. Und nun schaffst du es nur an fünf Tagen der Woche, keine Schokolade zu essen, am Wochenende landet doch immer wieder eine halbe Tafel in deinem Magen. Das ist trotzdem ein echter Erfolg, denn das sind dann pro Jahr schon 130,5 Tafeln Schokolade weniger. Nehmen wir an, eine Tafel Schokolade hat „nur" 50 Gramm Zucker, so sparst du so ganze 6,5 Kilogramm puren Zucker pro Jahr ein. Wenn das keine tolle, neue Gewohnheit ist.

Perfektionismus ist meist nicht hilfreich. Wenn du zu verkrampft an die Sache herangehst, dass alles von Anfang an und immer perfekt laufen muss, ist ein Scheitern fast vorprogrammiert. Erlaube dir deshalb von Anfang an Fehltritte, plane sie nicht fest ein, aber erlaube und verzeihe sie dir, wenn sie passieren. Egal, ob (natürlich sind die Hinderungsgründe etwas abhängig von der Art des Healthy Habits) ein wichtigerer Termin dich abhält, ein Spontanbesuch von Freunden, ein Stromausfall, ein Wettereinbruch, ein vergessener Einkauf, eine Erkältung oder einfach mal überhaupt gar keine Lust zu haben; das muss nicht gleich ein Beinbruch bzw. das Ende deines neuen Healthy Habits sein. Nimm die Herausforderung, die du an dich selbst stellst, ernst, aber bleib realistisch und entspannt. Sich selbst zusätzlichen Druck aufzubauen, hilft nur selten. Dein neues Healthy Habit soll ein Freund sein bzw. werden und kein Gegner, den du jeden Tag aufs Neue besiegen musst.

Belohne dich für Meilensteine

Du erinnerst dich, jede Belohnung schüttet in unserem Gehirn Dopamin aus, das uns glücklich macht und was wir gerne wieder wollen. Daher nutze diesen Trick auch fürs Dranbleiben: Überlege dir, passend zu deinem Healthy Habit, Belohnungen für erreichte Meilensteine. Du hast einen ganzen Monat lang jeden Tag dein neues Healthy Habit durchgeführt, dann gönne dir etwas. Eine Kleinigkeit, das muss nichts Materielles sein. Belohne dich mit etwas Zeit für dich, einem Ausflug, einem guten Buch, einem Restaurantbesuch usw. Du weißt am besten, womit du dir Gutes tun kannst. Was dich motiviert, was dich freut und was dich, falls es doch mal knifflig, anstrengend, stressig oder nervig wird, durchhalten lässt.

Auch den Zeitabstand für deine Meilensteine setzt du dir selbst. Bist du der Typ, der lieber viele kleine Meilensteine hat, also z. B. nach einer Woche eine kleine Belohnung braucht, oder reicht es dir, dich nach einem Monat oder erst nach drei Monaten für dein Durchhalten zu motivieren?

Auch wenn das nun alles anstrengend klingt, eigentlich sind die meisten Healthy Habits so klein und so einfach umzusetzen, dass kein wirkliches „Durchhalten" nötig ist. Oft ist es vielmehr ein Immer-daran-denken, ein Es-nicht-vergessen, für das du dich belohnen kannst.

Die drei „Wenn-Danns"

Unser Ziel ist es ja, eine neue Gewohnheit zu bekommen, über die wir nicht mehr nachdenken müssen, bevor wir sie ausführen. Dinge, die wir täglich ohne nachzudenken machen, benötigen nämlich keine Willenskraft. Und da jede Entscheidung eine Herausforderung für unsere begrenzte Willenskraft ist, wollen wir so wenige Entscheidungen wie möglich treffen müssen.

Ganz ohne Entscheidungen geht es aber auch nicht und daher sollten wir uns, schon bevor die jeweilige Situation eintrifft, überlegen, wie wir dann handeln wollen. Eine einfache Möglichkeit sind „Wenn-Dann-Sätze", die wir uns in aller Ruhe überlegen können, um dann, wenn die Situation eintrifft, nicht mehr groß nachdenken zu müssen. Davon gibt es aber nicht nur einen, sondern gleich drei.

**ES GIBT DREI „WENN-DANNS",
DIE DIR BEIM DRANBLEIBEN HELFEN KÖNNEN**

1. Verknüpfungs-Wenn-Dann: Kombiniere eine Zeit oder Handlung mit deinem Healthy Habit.
2. Vermeidungs-Wenn-Dann: Versuche, Vermeidungsstrategien zu entlarven, vorzubeugen und zu widerstehen.
3. Ziel-Wenn-Dann: Motiviere dich über das Ergebnis.

Das Verknüpfungs-Wenn-Dann

Nutze die Kombination zu bestehenden Gewohnheiten. Diese Verknüpfungs-Wenn-Dann-Verbindungen können dir helfen, dranzubleiben, weil sie dir helfen, an dein Healthy Habit zu denken und es nicht im alltäglichen Stress zu vergessen. Sie stellen eine Verbindung zwischen einer schon bestehenden festen Gewohnheit und deinem neuen Healthy Habit her.

DAS VERKNÜPFUNGS-WENN-DANN

Beispiele:

- „Wenn ich Zähne putze, dann mache ich meine Fuß-Bewegungsübungen."
- „Wenn ich abends im Bett nach dem Lesen die Nachttischlampe ausschalte, dann beginne ich darüber nachzudenken, was heute alles gut gelaufen ist, wofür ich dankbar bin, bis ich mindestens drei Sachen gefunden habe."
- „Wenn ich merke, dass ich gestresst und schlecht gelaunt werde, dann denke ich drei positive Gedanken am Stück."
- „Wenn ich einkaufen gehe, dann schreibe ich mir zuvor einen Einkaufszettel und halte mich im Supermarkt daran. Wenn ich doch etwas finde, das ich gerne hätte, dann ist eine zusätzliche Sache in Ordnung, aber nicht mehr."
- „Wenn ich am Morgen vom Wecker geweckt werde und ihn ausgestellt habe, dann bleibe ich noch kurz im Bett liegen und recke und strecke mich."

So kannst du kleine Verbindlichkeiten und vor allem Ort-Zeit-Verbindungen schaffen, die es deinem Gehirn erleichtern, eine neue Handlung in den bestehenden Alltag zu integrieren. Es ist wichtig, dass du selbst diese „Wenn-Dann-Abmachungen" schaffst, denn dein Gehirn erinnert sich am liebsten an frei gewählte, selbstbestimmte Regeln.

Das Vermeidungs-Wenn-Dann

Vermeide und widerstehe Versuchungen durch Vorbereitung. Bei diesen „Vermeidungs-Wenn-Dann-Sätzen" geht es darum, typischen Versuchungen, die regelmäßig auftreten können, zu widerstehen. Und es geht auch darum, das eigene innere bisherige Gewohnheitstier zu bändigen. Das funktioniert am besten, wenn wir uns Alternativen schon vor den eigentlichen Situationen überlegen. Wir treffen im Voraus, in Ruhe bessere und vernünftigere Entscheidungen als später in der Akutsituation, in welcher wir vielleicht gestresst, in Eile oder in unserem bisherigen, gewohnten Trott sind.

Beim Vermeidungs-Wenn-Dann geht es darum, dass du schon vorbereitet hast, wie und was du tust, um so möglichen Hinderungsgründen oder übereilten Ad-hoc-Entscheidungen in schwachen Momenten ein Schnippchen zu schlagen.

DAS VERMEIDUNGS-WENN-DANN

Beispiele:
- „Wenn ich mir abends meine gepackte Sporttasche an die Tür stelle, dann habe ich morgens keine Ausrede mehr, sie nicht gleich zu schnappen und ins Fitnessstudio zu gehen."
- „Wenn ich mit dem Abendessen fertig bin, dann gehe ich direkt noch eine Runde um den Block und setze mich erst gar nicht auf das Sofa."
- „Wenn ich mein vorbereitetes Essen mittags dabeihabe, dann komme ich nicht in Versuchung, zum Fast-Food-Restaurant zu gehen."
- „Wenn ich satt und nur mit Einkaufsliste einkaufen gehe, dann kaufe ich keine Süßigkeiten, die ich später essen würde."
- „Wenn ich merke, dass ich grundlos schlecht gelaunt werde, dann gönne ich mir eine kurze Pause und denke ich an Dinge, für die ich dankbar bin."

Natürlich werden diese Vermeidungsstrategien nicht immer klappen, das ist nur menschlich. Fehltritte sind selbstverständlich erlaubt und die solltest du dir auch verzeihen. Du kannst dem Ganzen aber, gerade wenn etwas dazwischenkam, noch etwas mehr Verbindlichkeit geben, indem du dir Regeln für das Nachholen bestimmter Healthy Habits überlegst. Das ist natürlich nicht bei allem sinnvoll, aber wenn du z. B. heute nicht wie gewohnt um 18 Uhr laufen gehen konntest, weil es wie aus Kübeln schüttete, nimm dir vor, es morgen um die gleiche Uhrzeit nachzuholen, obwohl das eigentlich dein Sport-Pause-Tag gewesen wäre.

Das Ziel-Wenn-Dann

Erreiche dein Ziel. Mit diesen Ziel-Wenn-Dann-Sätzen, die auf ein zukünftiges Ergebnis abzielen, kannst du dich motivieren, dranzubleiben. Das Ergebnis selbst wird dich motivieren, weiterzumachen, dranzubleiben. Bei manchen Healthy Habits sind die zu erwartenden Ergebnisse deutlicher oder einfacher „messbar" als bei anderen, motivierend sind sie aber allesamt. Besonders sinnvoll sind diese Ziel-Wenn-Dann-Sätze, wenn du das Healthy Habit aus einem ganz bestimmten Grund (deinem Ziel) durchführst und nicht nur aus purer Lust und Laune, das Healthy Habit einmal auszuprobieren.

DAS ZIEL-WENN-DANN

Beispiele:
- „Wenn ich meine Süßigkeiten verstecke und sie nicht mehr unkontrolliert und unbewusst esse, dann werde ich bis zum Sommer drei Kilogramm abgenommen haben."
- „Wenn ich mich morgens im Spiegel anlächle, dann gehe ich beschwingter und selbstbewusster durch den Tag."
- „Wenn ich abends rechtzeitig und wirklich Feierabend mache, dann habe ich mehr entspannte Zeit mit meiner Familie."
- „Wenn ich jeden Arbeitstag nach der 40-15-5-Regel gestalte, dann habe ich weniger Rückenbeschwerden."

Nutze kleine Hilfestellungen

Healthy Habits in dein Leben zu integrieren ist relativ einfach: Sie sind klein, wir wählen sie uns selbst aus, sie haben einen direkten oder indirekten Nutzen für uns usw. Trotzdem wird es, gerade wenn es darum geht, langfristig dranzubleiben, manchmal etwas schwierig, auch wirklich regelmäßig an das Healthy Habit zu denken, die Motivation aufzubringen und nicht in alte Verhaltensmuster bzw. Gewohnheiten zu verfallen. Deshalb gibt es hier noch einmal all die bereits erwähnten kleinen Hilfestellungen und Unterstützungsmöglichkeiten im Überblick.

KLEINE HILFESTELLUNGEN, UM AUS EINEM HEALTHY HABIT EINE FESTE GEWOHNHEIT ZU MACHEN

- Wähle ein Healthy Habit, das dich anspricht.
- Schaffe dir eigene kleine Belohnungen.
- Sei stolz auf deine Fortschritte.
- Erlaube dir aber kleine Fehltritte, sie sind menschlich.
- Suche dir passende Unterstützung und Motivation (z. B. andere, die mitmachen).
- Dokumentiere kurz, wann und was du gemacht hast.
- Nutze für dich passende Wenn-Dann-Sätze.
- Versuche, mindestens zwei Monate durchzuhalten, wahrscheinlich hat sich dein Healthy Habit dann schon zu einer automatisch ablaufenden Gewohnheit entwickelt.

Kleiner Zwischenstopp: Finde heraus, wie du Veränderungen schaffst

Ziel:
Das neue Healthy Habit bewusst reflektieren, Probleme erkennen und Möglichkeiten für Veränderungen identifizieren.

Reflektieren heißt, seine Aufmerksamkeit kurzfristig ganz bewusst von allen anderen Gedanken abzuwenden und sich selbst zu beobachten, bzw. sich bei einer bestimmten Handlung selbst wahrzunehmen. Das kann währenddessen, aber auch im Nachhinein geschehen. Selbstreflexion bedeutet also, das eigene Denken, Fühlen und Handeln zu hinterfragen. Ziel ist es dabei, Probleme und Möglichkeiten zu erkennen und Veränderungen zu schaffen.

Da dir dieses Buch zwei Möglichkeiten gibt, es zu nutzen, findest du hier nun auch zwei Reflexionsoptionen, die zu dir und deinen Healthy Habits passen:

Aufgabe 1 (um ein einziges Healthy Habit zu reflektieren):
Solltest du gerade dabei sein, ein ganz neues Healthy Habit einzuführen, nimm dir nach ein paar Tagen des Ausprobierens etwas Zeit für folgende Aufgabe:

- Bevor du dein (noch neues) Healthy Habit durchführst, halte kurz inne und hör in dich hinein. Wie fühlst du dich? Wie viel Energie hast du gerade? Bist du zufrieden mit dir?
- Führe dein Healthy Habit durch – genauso, wie du es die letzten Tage und Wochen auch gemacht hast, also gar nicht besonders bewusst.

- Höre danach noch einmal bewusst ich in dich hinein. Wie zufrieden bist du jetzt mit dir? Wie viel Energie hast du nun? Wie fühlst du dich danach?
- Im Idealfall solltest du dich gut fühlen, mehr Energie als zuvor haben und zufrieden mit dir selbst sein. Dann genieße diesen Augenblick und sei stolz auf dich. Sollte das nicht der Fall sein, überlege, woran es gelegen haben könnte. Dabei helfen dir auch die Tipps auf den vorherigen und nachfolgenden Seiten.

Aufgabe 2 (um den Weg zu deinem Ziel zu reflektieren):
Nach einigen Wochen des Durchführens deines Healthy Habits, mit welchem du dein Ziel erreichen willst, eignet sich diese Aufgabe besonders gut:

- Denke noch einmal an dein Ziel zurück: Wo willst du hin? Wie war es, aktiver zu sein? Häufiger ein gesundes Mittagessen zu dir zu nehmen? Mehr Zeit für dich zu haben?
- Stelle dir nun eine Zielscheibe vor (wenn du es visuell magst, kannst du dir auch eine aufmalen) und markiere auf dem Papier oder gedanklich, wo du in Bezug auf die Erreichung deines Ziels zu Beginn deiner Entscheidung standest.
- Nun überlege, wo du dich jetzt auf der Zielscheibe befindest. Befindest du dich schon weiter innen, Richtung Mitte der Zielscheibe, auf dem Weg zur Zielerreichung? Oder gab es vielleicht sogar einen Rückschlag und du stehst nun weiter außen als zu Beginn? Ist auch nicht schlimm, frage dich nur „Was ist der Grund?", „Was kannst ich ändern?" Wenn du auf dem richtigen Weg bist, sei stolz auf dich und gratuliere dir dafür.
- (Solltest du die Zielscheibe aufgezeichnet haben, kannst du die Markierungen mit Datum versehen und die Scheibe immer wieder hervorholen, um deinen Weg zu dokumentieren.)

Erschaffe dir feste Routinen im Alltag

Healthy Habits können nicht nur einzeln durchgeführt werden, sondern auch gemeinsam, manche sogar zeitgleich mit anderen Healthy Habits oder in einer Abfolge. Zu Beginn solltest du zwar mit einem Healthy Habit nach dem andern starten, um dein Durchhaltevermögen und deine Willenskraft nicht zu sehr zu strapazieren. Wenn du dann aber etwas Übung hast und einige Habits schon (fast) zur Gewohnheit geworden sind, bietet es sich an, Routinen oder auch bestimmte Healthy Habits, die automatisch gleich mehrere Ziele und Aspekte deines Alltags auf einmal abdecken, zu nutzen.

Zeitgleiche Healthy Habits

Bei einigen der 111 Healthy-Habit-Ideen wirst du merken, dass sie auch zeitgleich, sozusagen auf einmal „erledigt" werden können, obwohl du eigentlich nur ein übergreifendes (manchmal etwas größeres) Habit durchführst. Wenn du z.B. regelmäßig einen Morgenspaziergang machst, hast du hierbei zeitgleich und ganz automatisch schon einige anderen der 111 Ideen in deinen Alltag integriert:

- Tanke täglich etwas Sonne (**s. Idee 8**)
- Atme jeden Tag frische Luft (**s. Idee 21**)
- Bewege dich viel (**s. Idee 33**)
- Verbringe häufig Zeit in der Natur (**s. Idee 69**)
- Finde Zeit für dich (**s. Idee 93**)
- Mache deinen Kopf leer (**s. Idee 66**)

Obwohl du also nur ein Healthy Habit in dein Leben aufgenommen hast (nämlich den morgendlichen Spaziergang), hast du automatisch zugleich fünf Healthy Habits, die deinem Körper und Geist guttun, durchgeführt.

Anstelle eines Morgenspaziergangs könntest du z.B. auch nach dem Aufstehen bei offenem Fenster Dehnübungen machen. Auch hier müsstest du eigentlich nur an „Dehnübungen am Fenster" denken und hättest zugleich folgende Healthy Habits „mitabgehakt":

- Dehne dich nach dem Aufstehen (**s. Idee 23**)
- Tanke täglich etwas Sonne (**s. Idee 8**)
- Atme jeden Tag frische Luft (**s. Idee 21**)
- Lüfte jede Stunde (**s. Idee 97**)
- Finde Zeit für dich (**s. Idee 93**)

Finde für dich heraus, welche Kombinationen für dich möglich, praktikabel und sinnvoll sind. Reizvoll an diesen übergreifenden Habits ist, dass du so nur an ein Healthy Habit denken musst und trotzdem von den weiteren automatisch integrierten Healthy Habits profitierst.

Routinen als Healthy Habits für Fortgeschrittene

Bei einer Routine hängst du bewusst einzelne Habits hintereinander und führst diesen Ablauf regelmäßig durch. Die hintereinander gehängten Healthy Habits haben in der Regel einen gemeinsamen Schwerpunkt bzw. ein gemeinsames Ziel.

WAS IST EINE ROUTINE?

Eine Routine ist eine Abfolge von bewusst aneinandergereihten Healthy Habits, die du immer wieder durchführst. Eine Routine besteht aus kleinen Ritualen, die ein gemeinsames Ziel bzw. einen gemeinsamen Schwerpunkt haben und es dir dadurch ermöglichen, nur an eine Sache (die Routine) denken zu müssen.

Routinen haben den Vorteil, dass du mit einem einzigen Healthy Habit zu Beginn einer Art Dominoeffekt anstößt, ohne dich jedes Mal wieder bewusst dafür entscheiden zu müssen. Wenn du morgens aufstehst, denkst du nicht mehr jeden Tag an Zähneputzen, Anziehen,

Tasche packen und aus dem Haus gehen, sondern beginnst mit einer Handlung und die anderen folgen ganz automatisch. Das kannst du auch ganz bewusst für dich nutzen, indem du mehrere Healthy Habits, die gut zusammenpassen (z. B., weil sie dasselbe Ziel haben oder zur gleichen Zeit sinnvoll sind) nacheinander durchführst und sie so zu einer Routine verschmelzen lässt. Dann musst du nur das erste Healthy Habit deiner Routine anstoßen und schon führst du in einem Lauf mehrere aneinandergereiht durch. Ideen für solche Routinen findest du auf den folgenden Seiten.

Ideen für Routinen

Um nur an ein Healthy Habit denken zu müssen, aber dann direkt mehrere aneinandergereiht durchzuführen, eignen sich selbstentwickelte Routinen. So kannst du dir z. B. eine Entspannungsroutine, eine Morgenroutine oder eine Fitnessroutine zusammenstellen. Diese Routinen sind sehr individuell und wachsen oft mit der Zeit. Zur Verdeutlichung werden hier jedoch einige Ideen für Routinen beispielhaft und ausführlich vorgestellt.

Morgenroutine

Gerade der Morgen läuft bei den meisten von uns oft recht ritualisiert ab, da wir morgens meist nicht viel Zeit haben, bis wir zur Arbeit fahren oder unsere Kinder fertig angezogen und mit Essen versorgt in Kindergarten oder Schule schicken. Manche von uns müssen sogar beide Aufgaben gemeinsam unter einen Hut bekommen. Dabei müssen wir auch selbst erst mal richtig wach werden, uns frisch machen, essen und mit guten Gedanken in den Tag starten.

Manchmal ist es daher sinnvoll, die eigene bisherige Morgenroutine mit etwas Abstand zu betrachten, oft kann diese noch optimiert werden. Optimieren meint hier nicht nur, dass sie möglichst effizient ist, also, dass wir viel in kurzer Zeit erledigen, sondern auch, dass wir uns bewusst etwas Zeit für uns nehmen und uns etwas Gutes tun, damit wir voller Elan, Kraft und Freude in die Aufgaben des Tages starten können.

Selbstverständlich ist es unmöglich, eine für alle Menschen passende Morgenroutine vorzuschlagen, da jede*r andere Lebensumstände, Aufgaben, Prioritäten, Vorlieben, Ziele usw. hat. Also nimm diese Morgenroutine nur als Grundidee und kürze, verlängere und verändere sie nach Herzenslust.

- Starte deinen Tag direkt ohne Schlummerfunktion (**s. Idee 65**)
- Lüfte und dehne dich dabei (**s. Ideen 97 und 23**)
- Mache dein Bett (**s. Idee 87**)
- Trinke ein Glas Wasser (**s. Idee 39**)
- Lächle dich morgens im Spiegel an (**s. Idee 6**)
- Dusche kalt und singe dabei dein Lieblingslied (**s. Ideen 13 und 11**)
- Frühstücke in Ruhe (**s. Idee 64**)

Eine Morgenroutine, die zu dir passt, hilft dir, ohne große Mühe all das durchzuführen, was für dich morgens wichtig ist, um fit, entspannt und energiegeladen in den Tag zu starten.

Mittagsroutine

Jede*r von uns verbringt seinen Mittag bzw. seine Mittagspause unterschiedlich. Aber egal, ob du nun Hausfrau, Mutter, berufstätig oder sogar alles drei bist, manche Elemente sollten in keiner Mittagsroutine fehlen:

- Ein warmes Essen in Ruhe, am besten mit Obst und Gemüse (**s. Idee 41**),
- Etwas Entspannung bzw. eine echte Pause (ohne Bildschirmmedien und ohne Planung oder Grübelei) (**s. Ideen 101 und 104**),
- Etwas Bewegung – am besten an der frischen Luft (**s. Idee 33**) und
- Etwas, das deine Energie wieder auflädt – ob das nun ein netter Kontakt mit Freund*innen ist, eine nette Nachricht oder ein kurzes Telefonat (**s. Idee 102**), ein paar Minuten tatsächliches Nichtstun (**s. Idee 18**), ein Tagtraum (**s. Idee 1**) oder ein paar Minuten in der Sonne (**s. Idee 8**), darfst du selbst entscheiden.

Mit einer tatsächlichen Mittagspause, die zu dir, deinem Leben und deinen Bedürfnissen passt, kannst du deine Batterien wieder aufladen und energiegeladen in die zweite Tageshälfte starten.

Fitnessroutine

Ebenso ist es kaum möglich, eine für alle passende Fitnessroutine vorzugeben, aber es gibt einige Punkte bzw. Strategien, die du machen kannst, um deine eigene Routine zu unterstützen:

- Triff feste Verabredungen. Das kann ein Termin nur mit dir oder mit Freund*innen sein, ganz wie es zu dir passt. Auch du allein kannst dir deinen Abendspaziergang fest im Kalender einplanen und dafür sorgen, dass dir nichts dazwischenkommt.
- Stelle für dich selbst Regeln für das Nachholen ausgefallener „Fitnesseinheiten" auf. Wie gesagt, es geht hier nicht um den Besuch im Fitnessstudio, sondern um Healthy Habits, wie die zweiminütige Fußstärkungsübung am Abend, oder darum, täglich fünf Minuten mit Musik durch die Wohnung zu tanzen.
- Sollten negative Gedanken aufkommen, wenn der „Fitnesstermin" näher rückt („Och, ich habe keine Lust", „Puh, das wird bestimmt anstrengend"), dann brich diese sofort ab und denke an die positiven Aspekte, wegen derer du dir dieses Healthy Habit ausgesucht hast.
- Reduziere Hinderungsgründe; stelle dir z. B. die gepackte Sporttasche griffbereit neben die Eingangstür, so kannst du sie direkt mitnehmen und nach einem anderen Termin oder direkt nach der Arbeit Sport machen.

Selbstverständlich werden nicht alle Punkte zu deiner ganz individuellen Fitnessroutine passen, suche dir einfach die heraus, die dir helfen können, deine Fitnessroutine regelmäßig umzusetzen.

Entspannungsroutine

Oft wissen wir, dass wir eigentlich gerade Entspannung dringend nötig hätten, haben aber das Gefühl, dass wir nicht die Zeit dafür haben. Deshalb hier eine kurze Entspannungsroutine, die ganz wenig Zeit in Anspruch nimmt, kein Geld kostet, immer und überall durchführbar ist und Kopf und Körper zur Ruhe bringt.

- Setze bewusst alle Sinne ein (**s. Idee 76**, Dauer: ca. 2,5 Min.) oder
- Beobachte die Wolken (**s. Idee 66**, Dauer: ca. 2 Min.)
- Denke drei positive Gedanken am Stück (**s. Idee 4**, Dauer: ca. 1 Min.)
- Mach dir selbst ein Kompliment (**s. Idee 22**, Dauer: ca. 30 Sek.)

Nach dieser Mini-Pause von noch nicht einmal fünf Minuten kannst du etwas ruhiger und gestärkter wieder in deinen Alltag einsteigen. Gönne dir aber, wann immer möglich, auch längere Entspannungspausen.

Homeofficeroutine

So angenehm das Arbeiten von zuhause sein kann, so viele gesundheitliche Stolperfallen bietet diese Arbeitsweise auch. Obwohl wir hier in der Theorie die besten Möglichkeiten hätten, auf unsere Gesundheit zu achten, fällt es uns gerade im Homeoffice oft schwer, uns ausreichend zu bewegen, eine gesunde Ernährung umzusetzen, genügend soziale Kontakte zu pflegen, regelmäßige Pausen zu machen und abends tatsächlich abzuschalten.

Eine Homeofficeroutine ist deshalb von großer Bedeutung, aber sie ist zugleich auch ein Sonderfall unter den Routinen. Denn hier reicht es nicht aus, einmal am Tag mehrere Healthy Habits hintereinander zu schalten, um uns selbst etwas Gutes zu tun und den nötigen Ausgleich zu erreichen. Hier müssen wir über den Tag verteilt immer wieder Healthy Habits einbauen, um den negativen Aspekten der Homeoffice-Arbeit entgegenzuwirken und die positiven Seiten, die das Homeoffice bieten kann, zu nutzen. Eine Homeofficeroutine könnte deshalb z. B. so aussehen:

- Tanke täglich etwas Sonne (**s. Idee 8**). Auch wenn du keinen Arbeitsweg zurücklegen musst, versuche zumindest, am offenen Fenster, auf dem Balkon, im Garten oder bei einem kleinen (Morgen-)Spaziergang etwas Sonnenlicht zu tanken; deine Stimmung wird es dir danken.
- Nutze die Frühstückspower (**s. Idee 38**). Frühstücke, bevor du arbeitest, dein Körper braucht ein Frühstück, um die in der Nacht geleerten Energiereserven wieder aufzufüllen. So bist du leistungsfähiger, ausgeglichener und besser gelaunt.
- Achte auf eine gute Körperhaltung (**s. Idee 34**). Im Homeoffice haben wir oft nicht die perfekte Büroausstattung, achte dennoch darauf, dass du aufrecht und gesund sitzt, dass Stuhl und Tisch passend zu deiner Körpergröße eingestellt sind. Auch wenn dich keine Kolleg*innen sehen können, achte über den ganzen Tag immer wieder bewusst auf einen geraden Rücken, sonst wirst du früher oder später Rückenprobleme bekommen.
- Verbringe häufig Zeit in der Natur (**s. Idee 69**). Versuche, regelmäßig ins Grüne, in die Natur zu kommen und nicht nur zu Hause zu sitzen. Oft kostet ein Spaziergang etwas Überwindung, aber er tut dir psychisch und körperlich definitiv gut und hilft dabei, am Ende des Arbeitstages abzuschalten und auf andere Gedanken zu kommen. Wenn du es während der Mittagspause nicht schaffst, ein paar Minuten ins Grüne zu gehen, nimm dir abends die Zeit dafür. Oder vielleicht eignet sich auch ein Telefon-Meeting als Anlass, dabei durch den Park zu laufen?
- Plane feste handyfreie Zeiten (**s. Idee 88**). Du musst nicht immer erreichbar sein, und du musst niemandem beweisen, dass du auch im Homeoffice viel arbeitest. Studien zeigen, dass die meisten Arbeitnehmer*innen im Homeoffice deutlich mehr und effizienter arbeiten, aber zu wenige Pausen und meist nicht richtig Feierabend machen. Setze dir feste Uhrzeiten, nach denen du nicht mehr erreichbar bist und versuche dann auch ganz bewusst, Abstand zu Bildschirmmedien zu haben. Zum einen, um nicht bei Arbeits-E-Mails usw. zu landen, zum anderen, um einen Ausgleich zur Bildschirmarbeit zu schaffen.

- Triff dich regelmäßig mit Freund*innen (**s. Idee 88**). Versuche, jeden Tag Kontakt zu Freund*innen, Bekannten oder Nachbar*innen zu haben. Wenn schon das tägliche Gespräch beim Mittagessen mit den Kolleg*innen wegfällt, achte darauf, deine sozialen Kontakt zu pflegen. Wir benötigen Austausch, Gespräche, reale soziale Interaktionen mehr, als uns oft bewusst ist.

Studien zeigen, dass es im Homeoffice besonders wichtig ist, sich Veränderung zwischen Privat- und Berufsleben zu schaffen. So kannst du morgens die Blumen vom Tisch stellen und den Laptop aufklappen, damit du dich auf den Arbeitstag einstellen kannst. Auch „Arbeitskleidung" (egal, wie diese bei dir aussieht) kann unserem Gehirn helfen, zwischen Arbeit und Privatem zu unterscheiden. Abends wird die Blumenvase wieder auf den Tisch geräumt und der Laptop verstaut, und damit weiß unser Gehirn, dass nun Feierabend ist.

Ein idealer Homeoffice-Alltag vereinigt mehrere Healthy Habits zu verschiedenen Tageszeiten. Als kleine Richtlinie kannst du einfach versuchen, mindestens ein Healthy Habit aus jedem der sechs in diesem Buch vorgestellten Bereiche (Lebensfreude, Bewegung, Ernährung, Entspannung, Ordnung, Work-Life-Balance) in deinen Homeoffice-Alltag zu integrieren.

Feierabendroutine

Mit einer Feierabendroutine fällt es deinem Gehirn leichter, tatsächlich in den Feierabendmodus zu wechseln und nicht mehr an die Arbeit zu denken. Eine feste Routine, die dir und deinem Gehirn klarmacht, dass nun ein anderer Tagesabschnitt beginnt. Diese Routine muss zu dir und deiner Arbeit, aber auch deiner Freizeit und familiären Situation passen, und kann aus mehreren Healthy Habits aus verschiedenen Bereichen bestehen. Zum einen aus Healthy Habits, wie du deinen Arbeitsalltag beendest, und zum anderen aus solchen, wie du deine Freizeit beginnst.

- Beginne mit deiner Feierabendroutine bereits in der letzten halben Stunde deiner Arbeit (**s. Idee 100**).
- Schreibe deine To-dos für den kommenden Arbeitstag auf, bevor du nach Hause gehst (**s. Idee 89**), so musst du nicht mehr über die noch liegengebliebene Arbeit nachdenken.
- Räume deinen Arbeitsplatz auf (**s. Idee 96**).
- Schalte kurz ab, schaue aus dem Fenster und ändere deinen Fokus (**s. Idee 66**).
- Starte gut gelaunt in deine Freizeit, höre (wenn möglich) auf dem Nachhauseweg deine Lieblingslieder (**s. Idee 19**).

Natürlich kannst du diese Routine anpassen: Du fährst z. B. mit dem Fahrrad zur Arbeit? Wunderbar, dann bewegst du dich schon und bist an der frischen Luft (**s. Ideen 33 und 21**), was dir sicher guttut. Musik hören solltest du auf dem Nachhauseweg auf dem Fahrrad natürlich nicht. Dafür kannst du aber vielleicht drei positive Gedanken am Stück denken (**s. Idee 4**) oder dir selbst ein Kompliment machen (**s. Idee 22**).

Zubettgehroutine

Eine feste Abend- bzw. Zubettgehroutine hilft deinem Körper, einen gesunden Schlafrhythmus zu erlangen, und lässt dich am Morgen ausgeschlafener sein. Denn bevor wir einschlafen können, müssen wir körperlich und geistig zur Ruhe kommen. Ein ähnlicher Ablauf und eine gleichbleibende Uhrzeit, zu der wir ins Bett gehen, helfen uns dabei, schnell, ein- und durchzuschlafen. Hier eine mögliche Zubettgehroutine:

- Ungefähr eine Stunde vor dem Zubettgehen: Schalte dein Handy aus bzw. in den Ruhemodus (**s. Idee 83**).
- Enspanne bei einer warmen Dusche oder einem warmen Bad (**s. Idee 75**).
- Lies ein Kapitel oder mehr (**s. Idee 77**).
- Lege dich ins Bett und genieße die Stille (**s. Idee 71**).

- Denke an drei Dinge, die heute schön waren bzw. für die du dankbar bist (**s. Idee 10**).
- Und dann: Gute Nacht, schlaf gut und träum schön!

Dass diese vorgestellte Schlafroutine ein Idealfall ist, ist klar. Vielleicht hast einfach nicht so viel freie Zeit, du hast womöglich kleine Kinder oder arbeitest im Schicht- oder Nachtdienst und kannst von so viel Regelmäßigkeit nur träumen. Vielleicht hast du dennoch die Möglichkeit, einige der vorgeschlagenen Punkte regelmäßig in deine Abendgestaltung zu integrieren bzw. so anzupassen, dass sie auch für dich durchführbar sind.

Kleiner Zwischenstopp: Finde heraus, wie du neue Gewohnheiten begrüßt

Ziel:
Eine Methode kennenlernen, um neue Gewohnheiten zu etablieren und alte loszuwerden.

Sehr wahrscheinlich wirst du durch neue Healthy Habits nicht nur neue Gewohnheiten in dein Leben integrieren, sondern dabei auch alte Gewohnheiten, die ausgedient haben oder vielleicht auch gar nicht so gesund für dich waren – in körperlicher oder psychischer Hinsicht –, verlieren. Das ist eine gute Entwicklung, denn in unser Leben haben sich meist zahlreiche Gewohnheiten eingeschlichen, die wir gar nicht bewusst gewählt haben und die nicht wirklich gut für uns sind. Manche schaden uns regelrecht, denn sie wirken z. B. negativ auf unsere Stimmung, unsere körperliche Gesundheit oder unser Selbstwertgefühl.

Wir können uns aber unsere Gewohnheiten bewusst machen, sie ausmisten und mithilfe von Healthy Habits ersetzen. Gewohnheiten und Verhaltensweisen müssen sich mit der Zeit etwas wandeln und anpassen, wir werden älter, unsere Lebensumstände ändern sich usw. Es ist also durchaus sinnvoll und gut, wenn wir dann und wann eine Bestandsaufnahme unserer Gewohnheiten machen, für viele dankbar sind, auf einige stolz sind, und bei einigen beschließen, dass es nun an der Zeit ist, dass wir uns von ihnen verschieden.

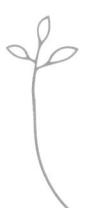

Aufgabe:

- Nimm dir etwas Zeit und reflektiere deinen Alltag, dein Verhalten. Nicht nur die bewussten Dinge, sondern vor allem auch die alltäglichen Dinge, über die du sonst gar nicht nachdenkst.
- Gibt es Verhalten, eingeschlichene Gewohnheiten, Rituale oder Routinen, die gar nicht mehr zu dir passen, die du gerne loswerden würdest?

- Mache eine Bestandsaufnahme, bewerte deine bisherigen Gewohnheiten und ersetze die, die nicht mehr zu dir passen.

Hier findest du eine kleine Anleitung und Hilfestellung dafür:

ALTE GEWOHNHEITEN VERABSCHIEDEN – NEUE BEGRÜSSEN

1. Bestandsaufnahme: Welche Gewohnheiten hast du? Gehe gedanklich durch deinen Tag: Was machst du (fast) jeden Tag? Was machst du in deiner Freizeit, bei der Arbeit, mit deinen Freund*innen, mit deiner Familie, was machst du im Urlaub? Was machst du regelmäßig im Frühling, Sommer, Herbst und Winter?
2. Bewerten: Welche Gewohnheiten tun dir gut, geben dir Struktur, Halt oder Freud*innen? Welche Gewohnheiten tun dir nicht gut, sind ungesund, verursachen dir Stress? Welche Gewohnheiten würdest du gerne loswerden? Was würdest du gerne in der nächsten Zeit/dieses Jahr ersetzen/neu anfangen/öfter machen?
3. Ersetzen: Welche alte Gewohnheit könntest du durch ein neues Healthy Habit ersetzen? Wie kann ein neues Healthy Habit ein altes am besten ablösen? Welche Verknüpfungen, Voraussetzungen, Motivationen benötige ich, damit das neue Habit die alte Gewohnheit ablösen kann?

EIN KLEINES NACHWORT: WERDE GLÜCKLICH UND GESUND!

Vom Healthy Habit ...

In diesem Buch haben wir 111 Healthy-Habit-Ideen für ein glückliches und gesundes Leben versammelt. Du hast erfahren, warum Healthy Habits eine relativ einfache Möglichkeit sind, kurzfristig etwas Gutes für dich zu tun und langfristig neue, verbesserungsbringende Gewohnheiten in deinem Leben zu etablieren.

Nun liegt es an dir, passende Ideen auszusuchen, auszuprobieren und im Idealfall regelmäßig in deinen Alltag zu integrieren. Wichtig ist, dass du dies alles mit Spaß und Freude tust. Sieh es als Chance und Möglichkeit an, und nicht als unliebsame Aufgabe oder Zwang. Du bist in der Lage, durch einen relativ kleinen Aufwand eine große Veränderung bzw. Verbesserung zu erreichen. Du selbst kannst so verhältnismäßig einfach etwas Positives für dein Leben und deine Gesundheit tun. Nimm diese Möglichkeit wahr.

... zur nachhaltigen Gewohnheit

Denn wenn du diese Möglichkeit längerfristig und regelmäßig wahrnimmst, schaffst du neue Gewohnheiten. Und sobald etwas zur festen Gewohnheit geworden ist, braucht es keine bewusste Anstrengung mehr. Du wirst dann einfach, wie nebenbei, regelmäßig etwas Gutes für dich tun und kannst so glücklicher und gesünder sein.

STUDIEN ZUM WEITERLESEN

Hier findest du eine Zusammenstellung zugrundliegender und weiterführender Studien, die dir weitere Hintergrundinformationen liefern.

Lebensfreude und Zufriedenheit

Bernardi L, Porta C, Sleight P. Cardiovascular, cerebrovascular, and respiratory changes induced by different types of music in musicians and non-musicians: the importance of silence. Heart. 2006;92(4):445-52.

Blouin-Hudon EC, Zelenski JM. The daydreamer: Exploring the personality underpinnings of daydreaming styles and their implications for well-being. Conscious Cogn. 2016;44:114-29.

Buijze GA, Sierevelt IN, van der Heijden BCJM et al. The effect of cold showering on health and work: A randomized controlled trial. PLOS ONE. 2016;13(8):e0201978.

Dingle GA, Sharman LS, Bauer Z et al. How do music activities affect health and well-being? A scoping review of studies examining psychosocial mechanisms. Front Psychol. 2021;12:713818.

Jarman HK, Marques MD, McLean SA et al. Social media, body satisfaction and well-being among adolescents: A mediation model of appearance-ideal internalization and comparison. Body Image. 2021;36:139-48.

Jenkinson CE, Dickens AP, Jones K et al. Is volunteering a public health intervention? A systematic review and meta-analysis of the health and survival of volunteers. BMC Pub Health. 2013;13:773.

Le BM, Chopik WJ, Shimshock CJ et al. When the truth helps and when it hurts: How honesty shapes well-being. Curr Opin Psychol. 2022;46:101397.

Sihvonen AJ, Särkämö T, Leo V et al. Music-based interventions in neurological rehabilitation. Lancet Neurol. 2017;16(8):648-60.

Van der Rhee HJ, de Vries E, Coebergh JW. Regular sun exposure benefits health. Med Hypotheses. 2016;97:34-7.

Bewegung und Aktivität

An HY, Chen W, Wang CW et al. The relationships between physical activity and life satisfaction and happiness among young, middle-aged, and older adults. Int J Environ Res Pub Health. 2020;17(13):4817.

Dugan SA, Gabriel KP, Lange-Maia BS et al. Physical activity and physical function: Moving and aging. Obstet Gynecol Clin North Am. 2018;45(4):723-36.

Howe TE, Rochester L, Neil F et al. Exercise for improving balance in older people. Cochrane Database Syst Rev. 2011;11:CD004963.

Hwang PW, Braun KL. The effectiveness of dance interventions to improve older adults' health: A systematic literature review. Altern Ther Health Med. 2015;21(5):64-70.

Ahmadi MN, Clare PJ, Katzmarzyk PT et al. Vigorous physical activity, incident heart disease, and cancer: how little is enough? Eur Heart J. 2022;43(46):4801-14.

Reichert M, Braun U, Gan G et al. A neural mechanism for affective well-being: Subgenual cingulate cortex mediates real-life effects of nonexercise activity on energy. Sci Adv. 2020;6(45):,eaaz8934.

Saint-Maurice PF, Troiano RP, Bassett DR et al. Association of daily step count and step intensity with mortality among US adults. JAMA. 2020;323(12):1151-60.

Gesunde Ernährung

Ebrahim IO, Shapiro CM, Williams AJ et al. Alcohol and sleep I: Effects on normal sleep. Alcohol Clin Exp Res. 2013;37(4):539-49.

Paglia L. The sweet danger of added sugars. Eur J Paediatr Dent. 2019;20(2):89.

Schwingshackl L, Schwedhelm C, Hoffmann G et al. Food groups and risk of colorectal cancer. Int J Cancer. 2018;142(9):1748-58.

Wie W, Jiang W, Huang J et al. Association of meal and snack patterns with mortality of all-cause, cardiovascular disease, and cancer: The US National Health and Nutrition Examination Survey, 2003 to 2014. J Am Heart Assoc. 2021;10(13):e020254.

Wolfson JA, Leung CW, Richardson CR. More frequent cooking at home is associated with higher Healthy Eating Index-2015 score. Public Health Nutr. 2020;23(13):2384-94.

Zong G, Gao A, Hu FB et al. Whole grain intake and mortality from all causes, cardiovascular disease, and cancer. A meta-analysis of prospective cohort studies. Circulation. 2016;133:2370-80.

Entspannung und guter Schlaf

Ameri F, Vazifeshenas N, Haghparast A. The impact of audio book on the elderly mental health. Basic Clin Neurosci. 2017;8(5):361-70.

Bavishi A, Slade MD, Levy, BR. A chapter a day: Association of book reading with longevity. Soc Sci Med. 2016;164:44-8.

Goyal M, Singh S, Sibinga EMS et al. Meditation programs for psychological stress and well-being: A systematic review and meta-analysis. JAMA Intern Med. 2014;174(3):357-68.

Kirste I, Nicola Z, Kronenberg G et al. Is silence golden? Effects of auditory stimuli and their absence on adult hippocampal neurogenesis. Brain Struct Funct. 2015;220(2):1221-8.

Li Y, Sahakian BJ, Kang J et al. The brain structure and genetic mechanisms underlying the nonlinear association between sleep duration, cognition and mental health. Nat Aging. 2022;2: 425-37.

Schneider RH, Grim CE, Rainforth MV et al. Stress reduction in the secondary prevention of cardiovascular disease: Randomized, controlled trial of transcendental meditation and health education in blacks. Circ Cardiovasc Qual Outcomes. 2012;5(6):750-8.

Scullin MK, Krueger ML, Ballard HK et al. The effects of bedtime writing on difficulty falling asleep: A polysomnographic study comparing to-do lists and completed activity lists. J Exp Psychol Gen. 2018;147(1):139-46.

Tosini G, Ferguson I, Tsubota K. Effects of blue light on the circadian system and eye physiology. Mol Vis. 2016;22:61-72.

Ukai T, Iso H, Yamagishi K et al. Habitual tub bathing and risks of incident coronary heart disease and stroke. Heart. 2020;106(10):732-7.

White MP, Alcock I, Grellier J et al. Spending at least 120 minutes a week in nature is associated with good health and wellbeing. Sci Rep. 2019;9:7730.

Ordnung und Planung

Díaz-Morales JF, Ferrari JR, Cohen JR. Indecision and avoidant procrastination: The role of morningness-eveningness and time perspective in chronic delay lifestyles. J Gen Psychol. 2008;135(3):228-40.

Patrick VM, Hagtvedt H. "I don't" versus "I can't": When empowered refusal motivates goal-directed behavior. J Consum Res. 2012;39(2):371-81.

Raines AM, Timpano KR, Schmidt NB. Effects of clutter on information processing deficits in individuals with hoarding disorder. J Affect Disord. 2014;166:30-5.

Sorrell JM. Tidying up: Good for the aging brain. J Psychosoc Nurs Ment Health Serv. 2020;58(4):16-8.

Vago DR, Zeidan F. The brain on silent: Mind wandering, mindful awareness, and states of mental tranquility. Ann N Y Acad Sci. 2016;1373(1):96-113.

Ausgewogene Work-Life-Balance

Cropley M, Weidenstedt L, Leick B et al. Working from home during lockdown: The association between rest breaks and well-being. Ergonomics. 2023;66(4):443-53.

Dueren AL, Vafeiadou A, Edgar C et al. The influence of duration, arm crossing style, gender, and emotional closeness on hugging behaviour. Acta Psychol. 2021;221:103441.

Henning RA, Jacques P, Kissel GV et al. Frequent short rest breaks from computer work: effects on productivity and well-being at two field sites. Ergonomics. 1997;40(1):78-91.

Holt-Lunstad J, Smith TB, Layton JB. Social relationships and mortality risk: A meta-analytic review. PLoS Med. 2010;7(7):e1000316.

Israel A, Rosenboim M, Shavit T. The effect of SMS notifications on time preferences. J Behav Exp Econ. 2022;97:101818.

Madore KP, Wagner AD. Multicosts of Multitasking. Cerebrum. 2019;2019:cer-04-19.

Sato K, Kuroda S, Owan H. Mental health effects of long work hours, night and weekend work, and short rest periods. Soc Sci Med. 2020;246:112774.

Vohs KD, Redden JP, Rahinel R. Physical order produces healthy choices, generosity, and conventionality, whereas disorder produces creativity. Psychol Sci. 2013;24(9):1860-7.

Waldinger RJ, Cohen S, Schulz MS et al. Security of attachment to spouses in late life: Concurrent and prospective links with cognitive and emotional wellbeing. Clin Psychol Sci. 2015;3(4):516-29.

Healthy Habits und Gewohnheiten

Aarts H, Paulussen T, Schaalma H. Physical exercise habit: On the conceptualization and formation of habitual health behaviours. Health Educ Res. 1997;12(3):363-74.

Gardner B, Lally P, Wardle J. Making health habitual: The psychology of 'habit-formation' and general practice. Br J Gen Pract. 2012;62(605):664-6.

Lally P, van Jaarsveld CHM, Potts HWW et al. How are habits formed: Modelling habit formation in the real world. Eur J Soc Psychol. 2009;40(6):998-1009.

Van der Weiden A, Benjamins J, Gillebaart M et al. How to form good habits? A longitudinal field study on the role of self-control in habit formation. Front Psychol. 2020;11:560.

Wood W, Rünger D. Psychology of habit. Annu Rev Psychol. 2016;67:289-314.

Bibliografische Information der Deutschen Nationalbibliothek
Die Deutsche Nationalbibliothek verzeichnet diese Publikation in der deutschen
Nationalbibliografie; detaillierte bibliografische Daten sind im Internet über
https://dnb.de abrufbar.

ISBN 978-3-8426-4271-3 (Print)
ISBN 978-3-8426-4272-0 (PDF)
ISBN 978-3-8426-4273-7 (EPUB)

Originalausgabe

© 2024 humboldt
Die Ratgebermarke der Schlütersche Fachmedien GmbH
Hans-Böckler-Allee 7, 30173 Hannover
www.humboldt.de
www.schluetersche.de

Lektorat: Miriam Buchmann, Hannover
Covergestaltung: ZERO Werbeagentur, München
Covermotiv: Shutterstock/VVadi4ka, PureSolution
Satz und Illustrationen: PER MEDIEN & MARKETING GmbH, Braunschweig
Druck und Bindung: gutenberg beuys feindruckerei GmbH, Langenhagen

Gedruckt mit mineralölfrei hergestellten Druckfarben und Strom aus erneuerbaren Energien.
Die eingesetzten Klebe- und Bindestoffe entsprechen den derzeitigen Umweltstandards, die
vom RAL Institut für Gütesicherung und Kennzeichnung geprüft wurden. Die Druckplatten-
entwicklung erfolgte mit reduziertem Einsatz von Chemikalien.

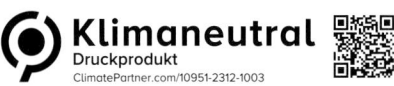